HOUZHONG
ZHENGYI

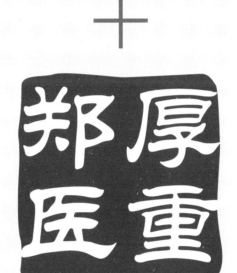

——追溯郑州人民医院的百年流光

杨卫红　主编

河南科学技术出版社

·郑州·

图书在版编目（CIP）数据

厚重郑医：追溯郑州人民医院的百年流光 / 杨卫红主编. —郑州：
河南科学技术出版社，2022.9（2024.9重印）

ISBN 978-7-5725-0974-2

Ⅰ.①厚⋯ Ⅱ.①杨⋯ Ⅲ.①医院–概况–郑州 Ⅳ.①R199.2

中国版本图书馆CIP数据核字（2022）第155569号

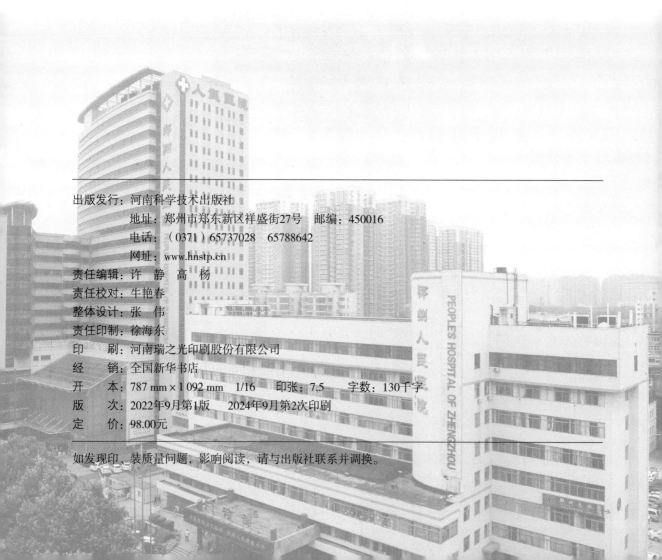

出版发行：河南科学技术出版社
　　　　　地址：郑州市郑东新区祥盛街27号　邮编：450016
　　　　　电话：（0371）65737028　65788642
　　　　　网址：www.hnstp.cn
责任编辑：许　静　高　杨
责任校对：牛艳春
整体设计：张　伟
责任印制：徐海东
印　　刷：河南瑞之光印刷股份有限公司
经　　销：全国新华书店
开　　本：787 mm×1 092 mm　1/16　印张：7.5　字数：130千字
版　　次：2022年9月第1版　　2024年9月第2次印刷
定　　价：98.00元

《厚重郑医》编委会

总　　审：郭　磊

主　　审：徐宏伟

统　　筹：陈　慧

主　　编：杨卫红

副 主 编：张红霞　张　健　贾美云　张思森　陈　楠
　　　　　李　阳　梁　华

编　　委：于　莉　沙　葶　王　娟　李瑞华　王青娅
　　　　　宋银森　谢　琪　林　娟　郭　翔　王佩佩

图片编辑：李　琰　孙芸昊

图片提供：郑州人民医院宣传部　郑州人民医院档案室

序

郑州人民医院从1912年建院，至今已有112年历史。百年光阴荏苒、沧海桑田，医院三易其址、六更其名，历经坎坷与磨难，规模由小到大、实力由弱变强，逐步发展成为今天集医疗、教学、科研、预防、保健、急救，并融"医防康"、中西医协同发展的现代化三甲大型综合医疗集团，它的成长过程是一部艰辛而又光荣的奋斗史。

悬壶济世的初心、救死扶伤的使命，奠定了代代郑医（郑州人民医院的简称）仁慈博爱的文化传承、坚韧不拔的顽强意志和深沉厚重的家国情怀。一个世纪的风雨兼程，前人励精图治、勤勉求索，后人薪火相传、砥砺奋斗，变化的是环境、面貌、时代，传承的是对仁心仁术的追求、对为民初心的坚守、对厚重文化的秉持。一代代郑医人（郑州人民医院全体员工的简称），以医学技术为立身之本，护佑健康；以大医精诚为立业之魂，敬畏生命。历史之光，映照未来、激策未来，在建院112周年之际，我们再次推出了这本《厚重郑医》，就是为了不忘来时之路，更为找到通往未来的征程。

承古开今，继往开来。本书回顾百余年郑医走过的历程，展示医院的厚重文化，昭示代代郑医人的薪火相传，把握现在，成就未来。

在这个收获的季节，在新时代的征程中，让我们共同回望郑医百年风雨的砥砺前行，共同感知郑医百年基业的凝芳固华，共同聆听郑医百年历史的华彩乐章。在未来的征程中，郑医人将不因道路坎坷而放弃梦想，不因梦想遥远而放弃追求。千里之行，始于足下，美好的未来就在我们脚下！

郑州人民医院党委书记、院长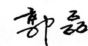

2024年9月

目录

厚重
郑医

追溯郑州人民医院的百年流光

卷 首 语

　　回首百年，岁月沧桑。郑州人民医院从1912年建院至今，从天主堂医院、天主堂公教医院、郑州市公教医院、郑州市第四人民医院、与郑州市工业医院合并后的郑州市第五人民医院到今日的郑州人民医院，三易其址、六更其名，写就了一部厚重的史册。

　　岁月的长河奔流不息，百岁的郑州人民医院砥砺前行。

　　百年物换星移，郑州人民医院历经坎坷与磨难，规模由小到大，实力由弱变强，逐步发展壮大，到今天已进入国家三级甲等医院队列，发展成为一所集医疗、教学、科研、预防、保健、急救为一体，并融"医防康"协同发展的现代化大型综合医疗集团。前人励精图治，矢志笃行，谱写了一曲曲孜孜求索、昂扬奋进的篇章，它是一部励志的史卷。

　　今天，让我们怀着敬仰和感恩之心，追寻岁月的流年，翻开它厚重的每一页。

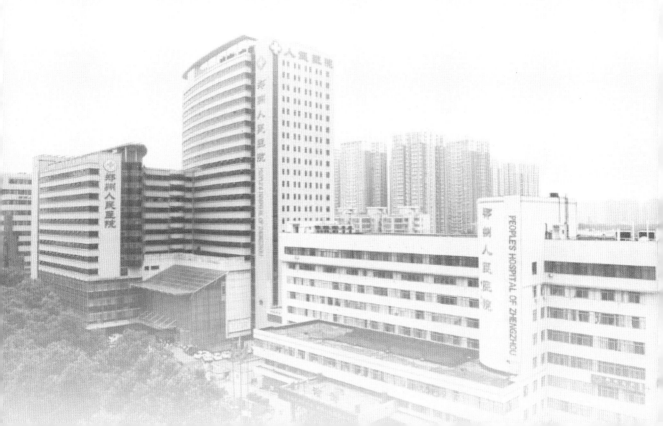

当铅华洗尽

浮华散去

历史终将显示它本来的颜色

任时光无情地涤荡

她的辉煌与变迁

终将在她漾动的明眸间

绽放出永恒的光彩

杏林幼苗初绽放

  20世纪初，中国处在清政府统治晚期，列强割据，国家内忧外患，生灵涂炭。1904年，一位中文名为贾师谊的天主教传教士和其他3位意大利籍传教士一起来到郑州传教。1906年，他们在慕霖路（现为解放路）4号创建天主教堂，天主教郑州教区正式成立。1911年，贾师谊升任天主教郑州教区的主教，他为了扩大教会影响，开始筹建医院，借医传教、以教带医。1912年2月，传教士们在教堂旁临街的两间平房，成立了"天主堂医院"，配备一名修女医生和一位名叫张殿臣的护士，两人采用西医方式应诊。天主堂医院以诊治眼病为主、内外科为辅，日门诊量一百三四十人次，药品仅有眼药水、红汞（现废用）等，在简陋的条件下，施医赠药，医治了大量的当地百姓。因对天主教教友和贫困民众免费治疗，天主堂医院很

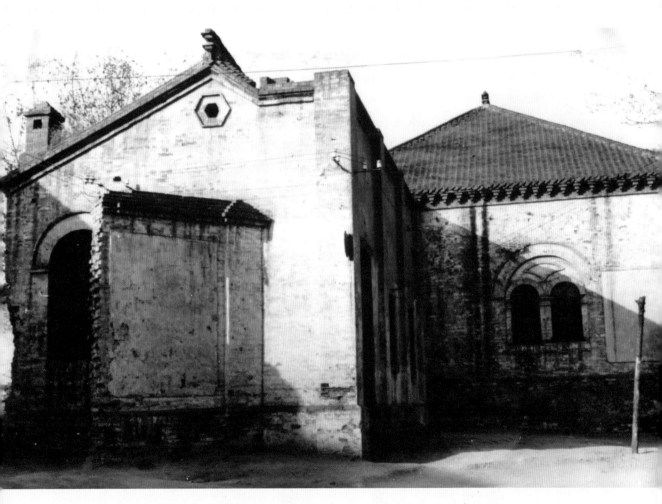

天主堂公教医院岗杜街分院门诊部（1925~1945）

快得到了当地群众的认可，被当地百姓亲切地称为"施药医院"。

随着就诊患者的日渐增多，原有的两间房不能满足接诊需要，贾师谊决定扩建医院，增设病房。1924年3月，"天主堂医院"更名为"天主堂公教医院"，并在郑州的岗杜街、敦睦路，以及漯河、许昌等地相继设立了分院。在之后的20年里，天主堂公教医院得到迅速发展，成为郑州规模最大的综合医院。在这里，我们不得不提及一位为医院发展做出特别贡献的人物——贾师谊的挚友石永山（时任永康医院院长，永康医院是一所较早在郑州成立的西医医院）。当时，为治愈在天主堂公教医院就诊的疑难重症患者，贾师谊常常邀请石永山会诊，石永山给了医院无私的帮助。1930年石永山病故，其妻将永康医院所有医疗设备无偿赠予了天主堂公教医院。20世纪30年代初期，天主堂公教医院开始逐步发展壮大。

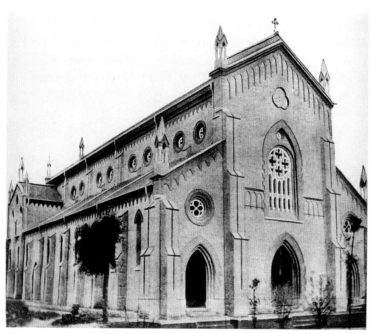

郑州教区主教座堂

历经世纪的风霜雨雪

了然岁月的光鲜与沧桑

爱在左，同情在右

走在生命的两旁

随时开花，随时播种

流年洗去了浮华

岁月沉淀了豁达

承载百余年历史的修女楼

经过了百余年，医院留给我们的，除了厚厚的文献、可以继续传承的物件和口耳相传的故事之外，最珍贵的莫过于那座古老、斑驳的建筑物了。今天，让我们一起追忆经历了一个多世纪风雨、至今屹立不倒的医院建筑物——修女楼。

修女楼坐落于郑州市解放路立交桥下，悄然矗立在繁忙、喧嚣的铁路线旁边，它是一栋独立的巴洛克式建筑。这幢青砖红瓦、拱券窗户的建筑，在高楼林立、车水马龙的背景衬托中，显得格外古朴、神秘和另类。这里，诞生了郑州最早期的孤儿院、养老院、西式学校和西医医院等社会公益机构；这里，承载了施医赠药、救死扶伤的伟大的国际人道主义精神；这里，记录了郑州民众在战火纷飞、硝烟弥漫的年代里苦难的记忆；这里，见证了郑州现代医疗事业的发轫和变迁历史……

在我们查找到的一份现存的《郑州慕霖路公教医院建筑示意图》中显示，至20世纪40年代，修女楼的东边有孤儿院、养老院、葡萄园，西边有养牛场、磨坊、伙房，南侧还有洗衣房、修女饭堂、修女教室、茶炉、门诊及教会用房，由此可见，当时的公教医院颇具规模。

坐北朝南的修女楼占地面积约200平方米，竖向长条形采光窗外饰拱式窗套，上开老虎窗，屋顶采用红色平板瓦坡面，构造复杂，砖砌的造型精致优美，雕着纹饰的木质扶手和窗棂刻工一丝不苟。主体使用墙体承重，楼板的水平载荷使用木梁承托，屋面的檩条直接搁置于砖柱上，砖砌的墙体较厚，厚度近50厘米——承载力强，咬合完美。从外观来看，修女楼仿照欧洲文艺复兴时期建筑建造，呈现了明显的巴洛克风格，同时又吸取了中国传统建筑的制式，可谓中西方建筑思想融合的结晶。

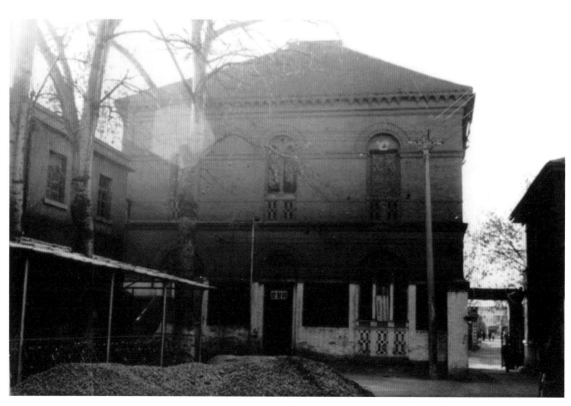

1973~2007年郑州市第二人民医院放射科（原天主堂医院修女楼）

在天主堂公教医院快速发展之际，1937年日本了发动全面侵华战争，郑州这座内陆城市也未能幸免于战火，但因为当时天主教会房顶上竖有意大利国旗，日军暂时不敢贸然轰炸。于是，大批家园遭毁的民众纷纷来到天主教堂内避难，教会人员还给难民安排了食物和住处。

1938年夏天，日军轰炸教会区域。教堂的一些建筑被炸塌，只剩下修女楼和其他一些小房子。但因为教堂建筑的墙体坚厚，仅被炸没了屋顶，墙体仍然存在。当时的教会考虑重建教堂，但碍于时局动荡，加之教会资金缺乏，一直没有成功。中华人民共和国成立后，在解放路兴建学校（解放路小学前身）时一些建筑的墙体被拆掉，厚实的墙砖也被用来建盖学校了。此后，修女楼便成为天主堂公教医院唯一保留下来的建筑了。

1969年底，天主堂公教医院整体迁移到荥阳（1973年又搬回郑州）后，医院的房屋被郑州市第二人民医院所用。在郑州市第二人民医院入驻期间，修女楼因为"墙体最厚，最能隔绝辐射"，被用作放射科办公场地，直至2007年郑州市第二人民医院搬迁。

如今，矗立在闹市中的修女楼，虽然破旧斑驳，似一位饱经风霜、满身创伤的百岁老人，但是仍令我们感念和缅怀。隔着厚厚的历史回望，在那个战火纷飞、缺医少药的年代，还有什么比伤痛得以救治、人身得以庇护更温暖人心的呢？作为历史的见证，她的仁慈和博爱早已超越一般意义上的治病救人的概念，俨然成为一种历史的印记。

现在，让我们欣慰的是，这座历经坎坷的修女楼，已被郑州市政府列入郑州市优秀近现代建筑保护名录。郑州市政协委员提出的"关于保护名优建筑、留着历史记忆的，抢修解放路二院（即郑州市第二人民医院）护士（修女）楼"提案已由郑州市文物局批示，根据《中华人民共和国文物保护法》第二十一条规定，按照《文物保护工程管理办法》对修女楼实施文物保护措施。郑州人民医院已和郑州市天主教爱国会沟通协商，呼吁全社会对修女楼给予关心和关注。

今天，修女楼的历史价值早已远远超越了宗教上的意义，更多地代表着包容、博爱、坚强和人道主义的精神品质。历经战争、变迁和改造，她始终用坚定、温柔、慈爱的眼光凝望着郑州这片故土，祝福着郑州这片家园！

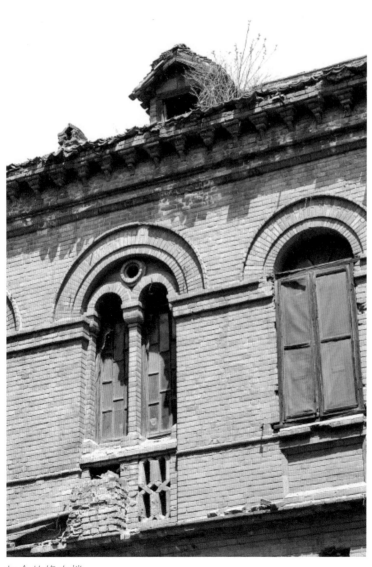

如今的修女楼

大江东去

浪淘尽

千古风流

湛蓝天空高阔

露蓼香泾

盈盈芳菲

沐朝阳之晨曦

渐行渐变

渐变渐美……

天主堂公教医院的华丽蝶变

　　1924年3月，天主堂医院更名为"天主堂公教医院"，面积发展至24 866.67平方米，医疗用房200余间，病床100多张，职工近80人。医院由建院时仅有点眼用具发展为拥有了血压计、人工气胸、简易压片机，以及眼科、普外科、妇产科、牙科等常用的手术器械。医院开设内科、外科、眼科、妇产科，设置手术室、化验室、X光室、注射室、男女换药室、药房等现代医疗技术科室，成为郑州当地最具影响力的综合医院。

　　医院引进了毕业于上海震旦大学、获得医学博士学位的沈锡元。沈锡元医术精湛，是一位杰出的妇产科医生，救治了无数被疾病折磨的妇女，拯救了无数濒临死亡的产妇，他还能兼治内科的一般疾病，也是医院最早能够开展阑尾炎手术、疝气手术等外科手术的专家之一，沈锡元为医院早期诊疗技术的发展做出了巨大贡献。后来，毕业于上海震旦大学的殷甫之、孙信孚和朱继业，毕业于北京协和医院的姜兆菊，毕业于北京医学中专的赵中立，毕业于河南医学院的秦成修、黄玉洁等一批具有医学专业知识的生力军的加入，为医院诊疗技术的异军突起注入了强劲动力。

医院还有一位经验丰富的民间医者常世馨。常世馨长期跟随波兰籍眼科专家学习，曾在河北省顺德府眼科医院工作，他来到医院后开展的倒睫手术、斜视手术、人工瞳孔手术、青光眼手术、白内障手术、眼球摘除术等，深受患者称赞，其手术效果甚至超越了科班出身的一些专家。常世馨才高意广、德艺双馨，为医院培养出了周林璞、朱淑善这两名医术过硬的眼科医生。同时期医院聘请的还有奥地利籍医师杜汉，意大利籍医师谭一里和司徒康。杜汉擅长做外科手术，同时担任国际红十字会工作，负责灾民救济，是一位伟大的国际主义战士、一位人道主义学者；谭一里是一位在当时颇有影响的内科专家；司徒康是一位牙科医生。人才的大力引进，是医院快速发展的根本动力，有了生机昂扬的人才队伍，医院仿佛张开了双翼，即将展翅飞翔。

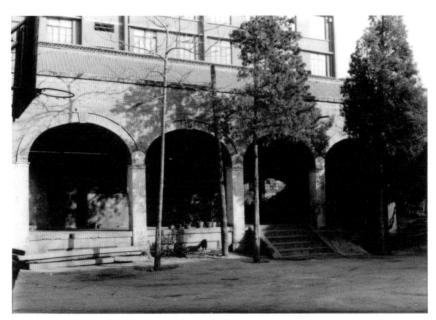

1925年天主堂公教医院岗杜街分院手术室外景

医疗技术的崛起腾飞，带来了医院的蓬勃发展，短短几年间，医院相继开设了九家分院。郑州天主堂公教医院岗杜街分院，拥有业务用房200间，设置眼科、内科、外科和妇产科，尤以眼科远近闻名；病床100张，病房分三个等级；职工40~50名。1937~1939年为分院最兴盛的时期。

郑州敦睦路分院主治眼病，日门诊量40~50人次，随着就诊患者的增多，1937年增设夜市门诊。

漯河天主堂公教医院设4间门诊用房，开展外眼手术和换药等业务，日门诊量上百人次。

襄县天主堂公教医院开设病床78张，常用药品达百余种。除较大手术外，对当地民众全部免费治疗。

许昌天主堂公教医院开设病床60张，可同时收治百余名患者，日门诊量约300人次。眼科可做青光眼手术、白内障手术、眼球摘除手术、斜视手术等，是当时许昌规模最大的医院。

禹县（今为河南省禹州市）天主堂公教医院拥有医疗用房9间，医护人员十余名，以诊治眼病为主。

鲁山、长葛也分别于20世纪30年代末建立了天主堂公教医院。

分院的财政均由总院统一管理，分院的医务人员也由

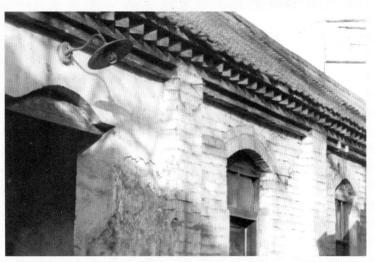

许昌天主堂公教医院院内职工宿舍房

总院统一派驻，定期进行技术交流和指导。一部分分院因历史原因在1949年左右停办，另一部分先后于1953年、1955年由当地人民政府接管。

　　医学是一脉相承的事业，放射着人道主义的光芒，值得我们永远敬仰、践行和传承。郑州人民医院今天的成就和辉煌，受益于前人励精图治的努力、孜孜不倦的求索。前人济世仁慈、矢志笃行、砥砺奋进的品格，是郑医人代代相传的最珍贵的精神宝库。

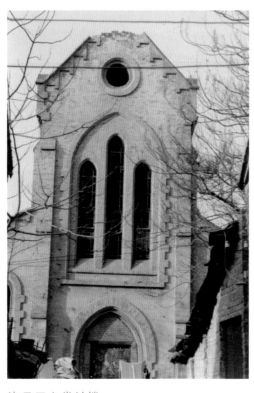

许昌天主堂钟楼

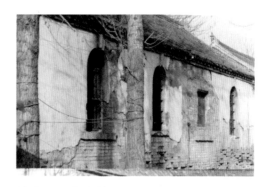

教会职工宿舍楼

透过厚重的历史回望凝思

为天地立心

为生民立命

博爱仁慈

济世苍生的人道主义精神

亘古不变

熠熠生辉

引领我们代代敬仰

铭记和传承

医者人道主义在战乱年代闪耀光辉

　　"匝地晚烽悲角，卢沟月暗，剑影刀光"，就在公教医院快速发展、日趋昌盛之时，日本发动了全面侵华战争。

　　1938年夏天，郑州遭到日军的轰炸，慕霖路天主堂公教医院是日军轰炸的重点。日军的狂轰滥炸致使建成26年的天主教堂屋顶起火，熊熊大火恣意燃烧，见证了日本帝国主义的凶残和罪恶。

　　此后，日军屡次轰炸郑州。受战争影响，城内物价飞涨，食品短缺，民不聊生。郑州、许昌等地天主堂公教医院分配救灾物资接济难民，为难民免费诊治疾病，分配衣物。在战火中备受煎熬的众多百姓又一次次涌入教堂。公教医院门诊的伤员和患者数量日渐骤增，病床严重不足。医院想方设法增设地铺收治伤员。全院上下同心协力、夜以继日地为伤病员诊治服务。年迈的老人，得到精心的照料，饱经沧桑的脸上绽开了欣慰的笑容；饱受冻馁的难童，穿上暖和的大衣，童真无邪地顽皮起来……

1944年4月，日军第二次攻打郑州前夕，贾师谊率领医院工作人员携带药械前往荥阳贾峪镇天主堂避难。

1945年8月15日，日本宣布无条件投降。在外避难的医院工作人员相携回到慕霖路总院。岗杜街分院的医疗设备及30张病床也被运回总院。医院经过整修，重新开展正常的医疗工作。战乱时出走到外地谋生的医务人员，在医院重新开诊后也相继回到医院工作。然而，医院创始人贾师谊却因积劳成疾不幸去世，告别了他苦心经营了32年的天主堂公教医院。

抗日战争时期，尽管多次遭到轰炸，公教医院仍旧不畏强暴、矢志不移，保护和救济了大量的难民和伤病员。在长夜难明的艰苦岁月里，在硝烟弥漫的年代中，前辈们以坚强无畏的意志，用博爱、人道的品行，救助了无数处于水深火热之中的民众，谱写了一曲曲救死扶伤的人道主义之歌。前辈们百折不挠、矢志不渝、济世悬壶的精神和品格，永远是郑医人代代相传的宝贵精神财富。

岁月更迭

物换星移

光阴的故事

终在它奋斗的页笺上落下每一笔

岁月的长河滚滚不息

百年的郑医砥砺前行

昂首迈入新时代的**郑州市公教医院**

1944年10月，贾师谊不幸辞世后，天主堂公教医院在院长阚崇諴（意大利籍传教士）的领导下继续向前发展。

1948年，郑州解放。1951年11月，郑州市人民政府派驻工作组进院工作。1953年5月，郑州市卫生局遵照国家颁布的《接受外资津贴团体的处理决定》，经中南卫生部和郑州市人民政府批准，天主堂公教医院易名为"郑州市公教医院"，由刘清源任院长，李文峰任政治协理员。

郑州市人民政府接管医院，是医院发展史上的里程碑。政府接管后，医院在中国共产党的关怀和领导下，以"为人民服务"为宗旨，翻开了崭新的一页，昂首踏上了新时代的历史征程。

当时的郑州市公教医院有职员工62名，其中医师5人，分别为黄玉洁、张静波、朱淑善、周琳璞和司徒康；护士12名，均由修女担任；药剂师、化验员等技师7名；其余为行政人员和后勤人员。

医院业务用房为一座1 100平方米的两层小楼，开设床位50张；另有22间平房作为门诊，开设内科、外科、眼科及药房、化验室等科室。

医疗设备中最贵重的是一架50毫安的X光机和三架显微镜，现在看来虽不足挂齿，但在当时的郑州市医疗界，这样的设备可谓首屈一指。

院长刘清源和蔼慈祥、极具开拓与负责精神。当时的祖国是在一穷二白的基础上，进行着社会主义建设，刘清源院长秉承"不给祖国添包袱，不给政府找麻烦"的原则，反复斟酌、深思熟虑，在当时并不富裕的情况下，带领大家自筹资金，自力更生建造了一座1 500平方米的两层楼房，一楼作为手术室、放射科，二楼作为外科病房，设置病床50张，其余房间作为门诊。

随后医院又在新建病房楼南面的空地上，建起了两排

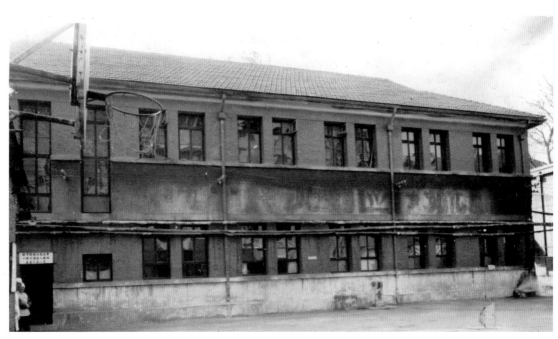

郑州市公教医院的两层楼房

十间平房，医院办公室、党团办公室、医护办公室、人事科和会议室均设置在这里，从此，医院行政部门有了固定的办公场所。

医院基础设施的改进，院容院貌的改观，不断吸引着患者前来就诊。1954年，因患者数量骤增，医院当时拥有的100张床位不能满足就医需要，院长刘清源急中生智，决定将旧楼东侧一排工棚式的简陋平房加以整修改造，增设简易病房20间，收治病情较轻的患者，缓解了行医压力。

院长刘清源高瞻远瞩，以"患者需要"推动基础建设，以"患者康复"加强内涵建设，以"患者满意"打造形象建设。根据工作需要，医院制定了医务制度、护理制度、生活管理制度、物资管理办法等一系列规章制度。院长率先垂范，医院管理有章可循，员工行为有规可鉴，医院从此翻开了科学管理、质量建院的新篇章。

1954年12月，刘清源院长因工作需要调离医院。当时，医院设置科室有内科、外科、眼科、五官科和妇产科，床位有200张，位居郑州市医疗卫生行业前茅。

历经几十年峥嵘岁月，风雨沧桑中的郑州市公教医院始终昂首屹立于郑州市医疗行业，骄人的成就得益于领航人的英明睿智及全院人的努力奋斗。前辈励精图治、矢志不渝、孜孜求索的优良传统，深深印在一代代郑医儿女的心中，薪火传承，代代秉守，郑医后代续写出一曲曲昂扬奋进、永不言败的凯歌！

站在岁月的渡口回望

那些铭心的过往

是一步步辗转中渗透着历练的成长

相伴于莺飞草长

见证了奋斗之花的绽放

郑州市公教医院的蓬勃发展

郑州市公教医院在党和政府的关怀领导下，以"为人民服务"为宗旨，踏上了新时代的历史发展征程。

1954年，国家第一个"五年计划"正在如火如荼地进行，工农业生产方兴未艾、日新月异，跟随着祖国前进的步伐，郑州市公教医院大踏步地昂扬前进，吹响了建设社会主义新医院的号角。

王而信，一位杰出的医学专家和医院管理者，1954~1965年任郑州市公教医院院长，在郑州市公教医院的发展史册上，建立了卓越功勋。

硬件设施的改善，建筑规模的扩充，是王而信任院长后郑州市公教医院建设的第一个举措。

在院区的西侧，面临解放路，王而信院长指挥建起了一座两层面积1 200平方米的门诊楼，设置了内科、外科、儿科、中医科、针灸科、理疗室、口腔科镶复室、门诊手术室、换药室、注射室及门诊办公室等科室，逐步形成了较为完善的门诊治疗体系，便捷了患者的就诊流程，提升了诊疗水平。后来伴随着医疗技术的发展，医院陆续建立了图书室、病案室、供应室、消毒室和洗衣房，随后又建起了尸体解剖室和动物实验室。

员工是医院发展之本，员工生活的冷暖，王而信院长同样挂在心上。职工食堂扩建改造，200平方米的餐厅成为大家持续奋战的加油站；职工宿舍逐年改造升级，改善了大家的生活条件，解决了大家的后顾之忧。

据不完全统计，至1960年，医院新增建筑5 000多平方米。旧的建筑全部改造整修，医院面貌焕然一新。

建立健全各项规章制度，改善服务态度，改进医疗作风，是医院软件建设中常抓不懈的工作。

郑州市公教医院制剂室外景（1960年前后）

在医院原有规章制度的基础上，王而信院长不辞辛苦地一项项进行调研，针对实际问题与同志们一起反复斟酌、深思熟虑，完善制定了一系列规章制度：查房制度、医嘱制度、手术制度、急诊制度、会诊制度、病案讨论制度、死亡讨论制度、科学用药的原则和审批制度等医务制度；出入院患者护理制度、查对制度、交班制度等护理制度；门禁制度、食堂管理制度、浴池使用管理等生活制度；财务制度、物资供应、物资管理办法、领发制度等财务制度；公文处理规则、图书管理制度、统计制度、全院职工大会制度等管理制度。

医院倡导一切从患者出发，全心为患者服务。要求医务人员遵循：恪守群众观点，热情接待患者，做好耐心解释；视患者如亲人，不推托患者，具有高度的责任心；检查认真负责，治疗细致周密，确保质量安全；护理妥善，细心周到，照顾体贴。

院领导以身作则、率先垂范，员工职责明晰、有规可鉴，大家的社会主义觉悟、工作热情日渐高涨，全院上下心往一处凝、劲往一处使，形成了一个纪律严明、工作努力、团结和谐、生机勃勃的社会主义新集体。

面对医院专业学科的空缺，王而信院长高屋建瓴，果断决定将医疗技术的提升作为医院发展的重中之重，鼓励医务人员进修学习，提倡学用结合培养人才。

1954年，放射科李季一医师赴湖南湘雅医学院学习。

1954年，外科主治医师黄玉洁前往湖南湘雅医学院学习上腹部外科知识。

1955年，医师付书振到开封（今河南省开封市）的河南医学院，跟随丁樵教授学习骨伤外科知识。

1957年，王淑梅医师赴北京中苏友谊医院，师从国外专家进修泌尿外科知识。

1957年，沈俊如医师至河南医学院学习脑神经外科知识，崔海峰医师学习心血管内科、心导管检查、心电图检查等知识。

医院还派送专人外出学习医技专业、行政管理方面的知识。

20世纪60年代初期，医院先后派人进修学习心血管内科、普外科、骨伤科、心外科、胸外科、泌尿外科、脑神经外科、麻醉等的相关知识及人工心肺、放射、生化、细菌培养、血氧测定、基础代谢测定、中医、针灸等55个专业的知识，计82人次，建立了39个专业科室，挺进并开创了郑州地区前所未有的一些治疗领域。

"走出去、请进来"，在协作中学习成长，是医院技术腾飞的又一有力抓手。

1954年，河南医学院吴国桢教授帮助医院开展了耻骨上经膀胱前列腺切除术、肾切除术等技术；20世纪50年代后期，吴国桢教授又帮助医院开展了深低温麻醉体外循环心内直视手术的动物试验研究及临床应用。

1954年，河南省康复医院邀请武汉康复机构在该院做了多例肺结核病肺切除术，王而信院长作为会诊者之一进行协助。此后，王而信院长又邀请专家到郑州市公教医院开展胸交感神经节切除术，对医院胸外科的发展起到了重要的推进作用。

1958年，在武汉协和医院胸外科专家管汉屏的指导下，王而信院长完成了肺叶切除术和心二尖瓣狭窄分离手术。

1959年，安阳钢铁医院邀请天津医学院张天惠教授，协助开展心脏外科手术，王而信院长和麻醉师李秀兰应邀参观学习。

1960年，河南医学院吴国桢教授在开展心脏手术动物实验时，邀请郑州市市属医院组队参加，王而信、黄玉洁、沈俊如及麻醉护士参加了数月的正规化实验研究。

1962年，王而信院长参加在北京召开的全国卫生工作会议，会议录用了郑州市公教医院关于抢救患者和行政管理的两篇学术论文，王而信院长介绍了医院业务发展和管理经验，同与会代表进行了分享交流。

重视知识、器重人才，质量建院、科学办院，郑州市公教医院迎来了技术发展的春天，收获了医疗领域的丰硕成果。

1954年，郑州市公教医院开展胃大部分切除术、胆道结石、胆道蛔虫症等手术，填补了郑州市上腹部医学外科的空白。

1955年，郑州市公教医院攻克复杂骨折的牵引、内固定、骨关节结核病灶清除等疑难问题。

1956年，王而信院长率先将肺叶切除术、肺段切除术应用于临床，使肺结核有了在短期内得到治愈的希望。之后的几年里，肺结核、肺肿瘤、肺脓疡等疾病患者，经手术治疗得救者逾百例，治疗胸部、肺部常见病取得了卓越成效。

1957年，郑州市公教医院先后建立普外科、胸外科、骨科、泌尿科等临床专业，领军郑州地区外科专业。

1958年，郑州市公教医院实施首例心脏手术，挺军心内领域危险禁区，经过多年实践，手术连续获得成功。

1959年，郑州市公教医院顺利实施颅骨骨折、颅内外血肿及颅内肿瘤等高难手术。

1963年，郑州市公教医院诊治小儿较常见的疾病：腹股沟疝、肠套叠及少见的婴儿肛门闭锁、胃幽门肥大、巨肠症等，在当时的郑州地区儿科专业首屈一指。

1965年，郑州市公教医院成功为一名12岁的女童实施了心室间隔缺损心内直视手术，填补了郑州市心内直视手术的空白。

为支持先进技术学科的开展，医院集中财力，大力增置仪器设备，添购了多功能无影灯、各种型号的投照灯、能自动升降并随意变换方位的万能手术台、供氧装置、高频电刀、除颤器和各种生命监测仪，各式喉头镜和数十种穿刺针等；相应的检查仪器、仪表器械也逐年递增，X光机由原来的1部增加到5部，显微镜由原有的3台增加至7台，各式新高压消毒器添至6台，拥有多型号、多功能的麻醉机5台，大型自动制剂装置、大型洗衣机和甩干机等设施一应俱全。

20世纪50~60年代的郑州市公教医院，在刘清源和王而信两位院长的带领下，踏上了社会主义新时代的发展征程。

刘清源院长破天主堂公教医院之旧，立郑州市公教医院之新，呕心沥血、艰苦创业，率领郑州市公教医院迈入新时代。

王而信院长脚踏实地、兢兢业业。郑州市公教医院的每一寸土地、每一项业绩都饱含了他辛勤的汗水和无悔的付出，他引领医院顺利改制，使人民公立医院雏形得以显现。

迈进新时代的郑州市公教医院，沐浴着社会主义建设的春风，医务人员奋发图强、只争朝夕，勇于探索、敢于实践，为解除人类病痛，向高难度的医学领域探索攀登，为医院的后续发展奠定了坚实的基础。

光阴轻轻地划过岁月的门扉

红尘悠悠地在世事里交错

山路难行日易斜

一退远隔千山

日暮乡关，烟波江岸

地寒尽秋色

江晴有暮晖

郑州市第四人民医院的曲折跋涉

1965年8月，为彰显为人民服务的性质和宗旨，郑州市公教医院更名为"郑州市第四人民医院"。医院有员工260名，病床200张，医院组建了新的领导班子，刘庆良任院长，冯英南任党支部书记。

1969年3月，郑州市第四人民医院被定为"备战医院"。是年8月，荥阳县（今河南省荥阳市）农场所在地洞林寺被定为备战医院院址。

洞林寺位于荥阳县城东南20千米的贾峪镇寺河村北边，始建于秦末汉初，曾在汉明两代发展到巅峰。院内有亭堂大殿和陈旧房舍22间，另有小土洞两间，山道崎岖、沟壑纵横，通信闭塞、水电不通，交通十分困难。

1969年9月和11月，医院先后派出两批共25名职工前往洞林寺，筑路、架桥，购置建筑材料，招募民工20余人挖沟凿洞，准备搬迁。

1969年12月12日，全院迁移至洞林寺。

医院徙迁时，职工已发展至280名，携有家眷同行的有100余户。医院除房舍留给郑州市第二人民医院外，物资、设备全部搬迁。全院职工昼夜迁居，药械、物资运输达200余车，浩浩荡荡的搬迁队伍长几千米，整个乔迁工作历时10天。

走过了半个世纪的郑州市第四人民医院，全部迁徙至荥阳县农场所在地洞林寺，它又将何去何从？

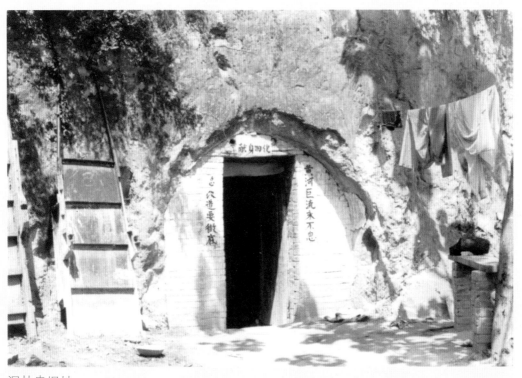

洞林寺旧址

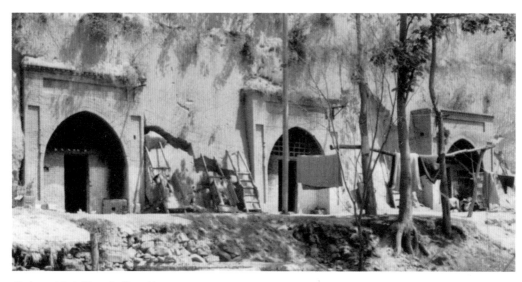

郑郊贾峪公社天主堂旧地

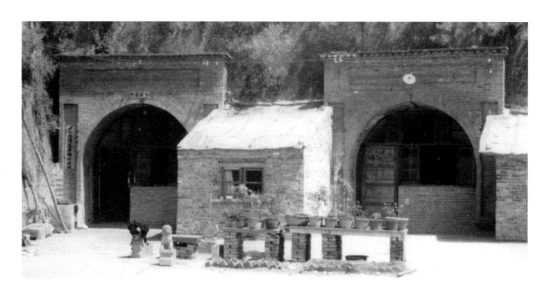

荥阳贾峪备战医院旧址

流年像一缕花间流离的光影

岁月似一曲清婉低吟的浅歌

林花谢了春红

忆往昔峥嵘岁月稠

每一个砥砺奋斗的历程

终有盈盈暗香的希望

终成累累硕果的秋实

郑州市第四人民医院在艰辛探索中前行

　　1969年12月12日，医院搬迁到荥阳县农场所在地洞林寺后，职工家属被分散安置在附近邢村、小寨、周洞、寺河4个村庄，其他的100余名职工，或在屋内睡地铺，或板居于院内。时值隆冬，雪虐风饕、寒气凛人，初来乍到的医院职工们，还未适应恶劣的天气、环境的变化，就被农场编入生产组和后勤组，从事挖洞、筑坝、搬石、运沙、烧砖等各种艰苦的体力劳动。

　　仅有20余平方米的房间无法容纳偌大一个医院的全部物品，大型医疗器械用防雨布遮盖，其他物品露天堆放。病历、X光胶片、文书记录等资料撒满山野河滩，珍贵资料一页页飘零散佚，使人扼腕叹息。木制家具在院内堆积如山，岁暮天寒，搬迁损坏的桌凳被当作柴木取暖做饭，完好的家具一两年后也变得面目全非。金属器械、玻璃器皿、X光机和昂贵的显微镜等，原物虽在，但残迹斑斑、今非昔比，形如一堆废品。

在艰难困苦的岁月里，可赞可佩、可圈可点的是医院职工不忘"为人民服务"的初心，秉守"救死扶伤"的医学使命和担当，宛如巴金先生笔下描述的战士一样"在暗夜里燃起火炬，给人们照亮道路，使他们走向黎明"。医务人员克服一切苦难，在极其简陋的条件下坚持开展制药、战瘫抗癫、预防气管炎、治疗气管炎等学术研究；组织成立农村医疗队，走乡串户，贾峪、须水、侯寨、古荥等公社都有他们跋涉的足迹。他们日夜兼程地巡诊义诊，为乡亲们送医问药，开展疾病防治，培训赤脚医生，为广大百姓解除病痛疾苦。1972年2月，医院举办了由153名知青参加的护训班，传播普及了医学与预防知识，培养了"理论与实践相结合的赤脚医生"，受到了当地政府的嘉奖和表彰。

医院迁徙到洞林寺后，历时3年2个月，医疗设备、物资器材几乎耗失殆尽，业务技术、学科建设日趋荒芜。广大群众、全院职工痛心疾首，强烈呼吁医院迁回郑州。1973年2月，医院重新迁回郑州。

由于医院在郑州市解放路的原址已被郑州市第二人民医院占用，医院临时迁至移风路二七区人民政府原旧址，另择适宜地点重新建院。但因二七区人民政府原旧址仅有房屋40间，无法收纳医院的全部财产，所以医院决定将人员、药品及精密仪器搬回，一般器械和物资暂时原地封存。直至1976年，医院有了新的院址后，封存的物品才被陆续运回。

医院领导积极与郑州市相关部门多次联系磋商，决定利用黄河路中段河南省建筑职工医院原旧址建院（原河南省建筑职工医院在1969年底已迁至周口市）。该址院内广阔，面积41 633平方米，当时有一座使用面积3 800平方米的坐西向东的3层门诊楼，与门诊楼相连的"工字形"病房楼地基已筑，周围有机关单位、工厂、商店、建筑公司等，附近居民近10万人，在此办院，能够惠泽四方。

为促进医院的整体发展，1975年5月7日，郑州市第四人民医院与郑州市工业医院合并成立"郑州市第五人民医院"，院址设置在黄河路中段33号。

"雄关漫道真如铁，而今迈步从头越。"新的平台，新的起点，新的征程，医院广大员工同心协力，奋发图强，医院满帆待航，驶向明媚绚烂的春天。

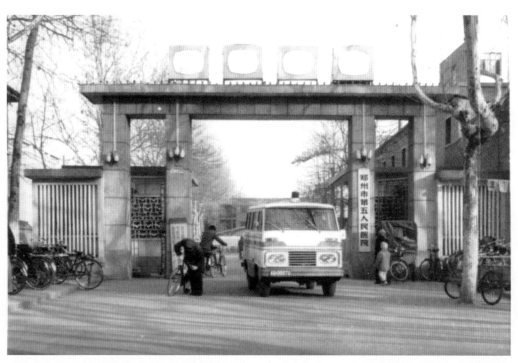

1975年郑州市第五人民医院大门

闻岁月的馨香

守一场地老天荒

不言时光薄凉

奋斗是流年的蒹葭里

绽放的成长

播下耕耘，洒下辛勤

缱绻的韶光中

守约可期可为的繁华远芳

阔步向前的郑州市第五人民医院

1975年5月，郑州市第四人民医院与郑州市工业医院合并为"郑州市第五人民医院"，有员工460名，开设病床132张，医院迈入新的历史征程。

1976年，百废待兴，医院各项工作逐步恢复正常。

1978年十一届三中全会后，医院落实了党的各项政策，调动了广大医务人员的积极性。医院业务建设得到迅速发展，恢复并发展了20世纪50~60年代开设的学科，建立了重点专科，填补了技术空白，为后续的发展打下了坚实基础。

1978年12月，医院改革领导体制，成立医院办公室、党务办公室、人事科、医政科，现代医院管理模式雏形筑成。

1979年，医院成立了医院党委。

1985年，医院实行党委领导下的院长负责制，明确党政分工。医院步入健康、快速发展的轨道。

沐浴着祖国改革开放和社会主义现代化建设新时期的和煦春风，医院在医院党委的领导下阔步向前。

医院树立"以患者为中心"的理念，制定服务立院、科技兴院、科学管院、法制治院、质量建院五大战略目标，重视学科建设、人才培养、医护质量、科研水平、教学工作、基础设施建设、文化建设、团队精神的塑造培养，孜孜探索、勇于创新，构建现代化大型综合医院科学管理模式。

不管时代如何变迁，郑医始终坚守着"济世仁慈"的医学情怀和"救死扶伤"的医学初心，一程一个接力、一步一个脚印，在发展的史册上留下了珍贵的印记。

1985年，医院开展"为人民服务大讨论"活动，评选"文明科室、文明标兵"，不断提高员工的思想素质，改进服务质量。

1987年，医院开展"白求恩杯"优质服务竞赛，组织医务人员赴社区为居民服务。

1991年，医院完善社会监督体系，挂牌上岗，通过院长信箱、科室意见簿、院长接待日、工休座谈会等定期发放征求患者意见卡，医务人员的医疗行为受到社会监督，这些措施有效制止了行业不正之风。

是年，医院制定《医德规范制度》，对为了维护医院声誉而受到委屈的职工设立"委屈奖"。

同年，医院作为河南省卫生厅（现河南省卫生健康委员会）的窗口单位，接受了卫生部（现国家卫生健康委员会）纠风办的纠风检查，各项指标均获满分，为全省卫生系统赢得了荣誉。

1993年，医院顺利通过省级管理评审团的评审验收，经河南省卫生厅批准，成为第一周期的省会第一家二级甲等医院。

是年，医院开展"优质服务、百日无差错事故"活

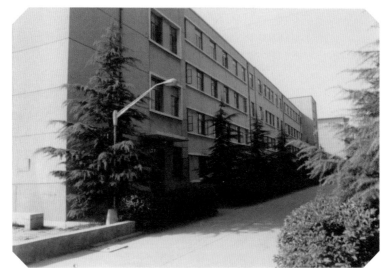

郑州市第五人民
医院病房楼外貌

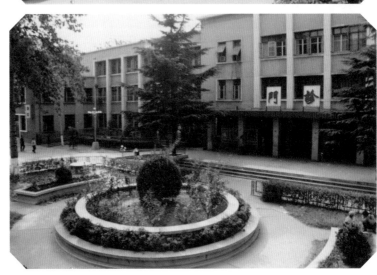

郑州市第五人民
医院院内旧景

动，各科室制定优质服务措施，公示于门诊和病区，全心全
意为患者服务。

同年，全院上下解放思想、转变观念，积极开展创建
文明单位活动，先后取得了区级和市级文明单位称号。

1994年，为巩固"二甲"（二级甲等）成果，医院开
展"医疗质量年"活动，督促各项医疗规章制度的落实，以
此加强医院人员的岗位责任心，促进医疗质量的提升。

是年，医院顺利通过国际爱婴医院的十条标准，正式
成为爱婴医院。

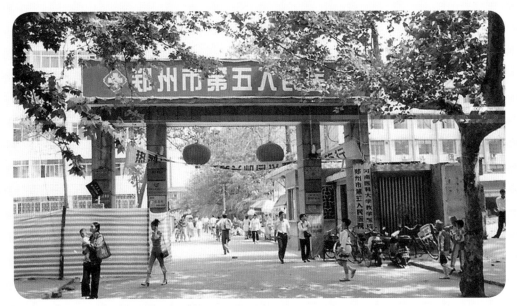

1998年建设中的郑州市第五人民医院

　　1997年，医院开展争创"十佳医院"和"双十佳医院"活动，主动消除"三长一短"现象，共产党员挂牌上岗，机关工作人员到门诊大厅开展导医服务。

　　同年，医院建立出院患者三级随访制度，开设"急诊绿色通道"和"健康咨询热线"，成为郑州市医疗行业最早实行创新服务的医院。

　　1999年，建筑面积12 000平方米的医院门诊大楼投入使用，这座被郑州市委、市政府列为重点项目的大楼，建筑新颖、布局合理、设施先进，为就医患者提供了更加舒适、便捷的医疗服务。

　　同年，医院确立"服务立院"的发展战略，树立"以患者为中心"的指导思想，并以此为契机，推出"医院服务年"，一年一个重点、一年一个主题，"服务立院"构筑了医院发展的蓝图，使郑州市第五人民医院在郑州市市级医院中脱颖而出。

　　光阴荏苒，医院发展的每一个印记，都记录了郑医人的辛勤和付出，记录了郑医前进的脚步。

光阴穿越时光的经卷

天地精彩

奋斗饱含辛勤的耕耘

岁月豪迈

春华秋实

方能硕果满枝

薪火赓续

而后蔚然成荫

服务立院——构筑医院发展蓝图

　　医院在1999年推出的"以患者为中心"的"医院服务年"活动，一年一个重点、一年一个主题：1999年"服务观念年"、2000年"服务规范年"、2001年"服务强化年"、2002年"服务提升年"、2003年"服务形象年"、2004年"服务细节年"、2005年"服务文化年"、2006年"服务卓越年"。

　　1999年，从患者角度出发，医院组织编写了《全员全岗全程优质服务规范300条》，作为全体员工的行为规范。

　　2000年，医院派人赴海尔参观学习，引进海尔服务理念。

　　2001年，医院派人到香港考察14所医院，引进香港服务、管理模式。

　　2002年，医院印发《全员全岗全程优质服务规范考核标准》，对各岗位的工作作风、职业道德、职业礼仪等做出具体、规范的要求。医院邀请南方航空公司进

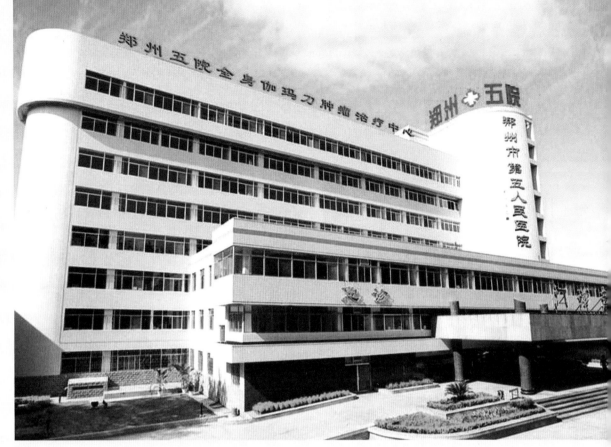

郑州市第五人民医院门诊大楼

行服务讲座，在病区开展为入院患者送上一杯热茶、为出院患者赠送纪念品等举措，使服务内涵逐步细化和充实。

2003年，医院在郑州首次推出"全年无假日，中午不停诊"的服务措施。医院派人赴杭州的邵逸夫医院和北京的和睦嘉医院、英智医院参观学习，引进合资医院、私立医院的优质服务理念。

2004年，医院邀请获取日本、英国MBA工商管理硕士的专家来院授课，学习先进的医院管理服务理念。同年，医院挂牌为郑州市外宾定点就医医院。

2005年，医院开展"感动服务行"竞赛活动，促使服务从"一般服务"到"人文服务"，从"满意服务"到"感动服务"。

2006年，医院举行"向高品质的服务要未来"主题培训，将理念、素质、礼仪、知识、技能培训和竞赛活动充分融合，医院的服务理念、服务内涵步步提升。

历经多年的倡导、学习和实践，医院各项服务流程得到规范，服务质量得到提升。

门诊免费提供轮椅、免费邮寄病理报告，专人发送检验报告单、提供小件行李寄存服务。

导医为患者提供咨询和帮助，为行动不便的患者划价、交费和取药，对年老体弱的患者亲切搀扶、全程陪护。

增设收费窗口，缩短排队时间，采取划价、收费、取药一站式服务。

统一标识，增设候诊椅，在门诊各楼层设置"友情提示"。

电梯服务人员"请"字当头，电梯满员时医院员工主动谦让患者。

病房护理服务中心提供陪检、送标本、取结果、取药、取血等服务。

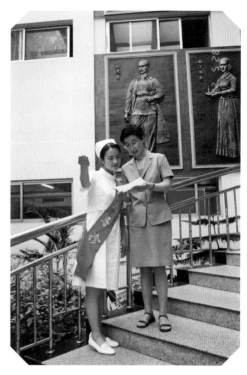

导医热情服务

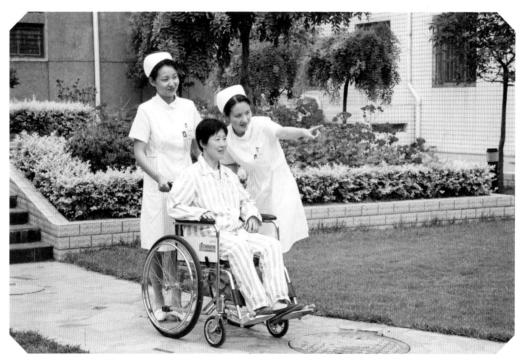

护士和患者

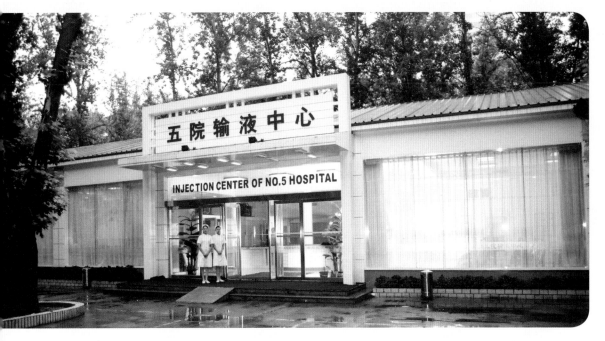

郑州市第五人民医院输液中心

对新入院患者，住院管理处派专人将其护送至病区。

眼科手术室为手术患者每人准备了一条毛巾；中心手术部开展"请您拉着我的手"关爱活动，缓解患者术前的心理压力，术后及时为患者送上一杯热奶，安抚患者的紧张情绪。

一日清单、病房电子查询机使患者清楚知晓花费项目……

每一个细节、每一个流程体现的是医院对患者的用心关爱和温暖体贴。

为患者提供全方位的高品质服务，已成为郑州市第五人民医院最基本的服务标准。医院以患者利益为优先树管理品牌、以患者满意为标准树服务品牌，倡导服务方式的个性化、服务模式的特色化、服务流程的温馨化、服务沟通的亲情化；要求员工耐心服务从窗口服务做起，细心服务从改善流程做起，温馨服务从人性化服务做起，感动服务从心灵沟通做起。

"服务立院"的发展战略，吹响了医院成长壮大的号角。对"服务立院"十年的实施与践行，塑造了郑州市第五人民医院良好的形象品牌，医院的社会知名度与美誉度节节提升，在省会医院中名列前茅。

驻足流年的花开花落

珍藏岁月的醇厚悠香

一眸回首

一语感悟

路，在脚下奋斗

心，在奋斗中期望

心存暖阳

必有远芳

质量建院——描绘医院振兴宏图

医疗质量、技术水平和学科建设是医院生存的命脉、发展的动力、前进的坐标，是代表和衡量医院综合实力的特征和标志。郑州市第五人民医院高度重视质量建院，勇于创新，不断积累、完善与充实医疗管理的内涵、方法和本质，探索现代化大型综合医院科学管理模式。

从1982年国家卫生部颁发《全国医院工作条例》，医院执行"医院管理制度化、技术操作常规化"规范管理伊始，至2005年重新修订《医疗、护理核心制度》和《医院管理手册》，20余年间医院先后制定、完善了30余例医疗质量工作和考核标准，建立健全了以岗位责任制为中心的各项规章制度，促进了医疗技术和服务水平的持续提升。

医院注重医务人员职业道德和人文素养的提升，关注医务工作者使命感与责任感的增强。以"三基三严（基本理论、基本知识、基本技能，严格要求、严谨态度、严肃作风）"为考核内容，狠抓基本功训练；鼓励医务人员开展业务学习和进修深造；加强和夯实学科建设；开展各种形式的技术技能竞赛，营造爱岗敬业的奉献意识和献身岗位的工作氛围。

郑州市第五人民医院医护人员用辛劳的汗水、勤勉的奋斗、忘我的付出，递交了一份份令人满意的答卷。

心血管内科：致力于高血压病防治、大面积心梗血流动力学监测及高血压胰岛素抵抗研究；2000年起，先后开展PTCA（经皮腔内冠状动脉成形术）和冠状动脉支架植入术、双腔起搏器植入术、急性心肌梗死右冠状动脉近端闭塞的急诊PCI（经皮冠脉介入）术、主动脉夹层带膜支架植入术、肥厚梗阻性心肌病、室间隔化学消融术等新技术；2008年，在全省率先开辟急性心肌梗死急诊抢救的绿色通道，抢救了大量濒临死亡的急性心肌梗死患者，其抢救数量和抢救成功率位居省内前列。

消化内科：开展的胰胆管支架植入术治疗壶腹部占位病变引起的黄疸病症达到国际先进技术；在全省率先建立了标准的内镜洗消室；成功率高、并发症少的内镜取出胆总管结石术成为科室优势技术；应用中西药物、内镜诊疗和血液净化相结合的方法，抢救重症胰腺炎患者成功率达到国内先进水平。

呼吸内科：作为最早在郑州市形成专业体系的学科，属郑州市重点专科；建立了河南省首家呼吸重症监护室，对呼吸重症疑难病症的诊治达到河南省内领先水平，数名专家在河南省、郑州市医疗救治专家组中处于重要地位。

内分泌专科：开展糖尿病、甲状腺疾病、垂体及肾上腺疾病、女性月经紊乱、不孕及更年期综合征的诊治。其中，开展的2型糖尿病贴脐治疗法及介入栓塞治疗技术为河南省领先技术，医院内分泌临床诊疗技术达到国内先进水平。

神经内科、外科：神经内科、外科在脑出血诊疗方面做出了不凡贡献，在全市率先开展了颅脑微创术——CT引导立体定向术。该手术具有创口微小、局部麻醉、定位精确等优点，能使患者病程缩短，生存率、生存质量明显提高，技术达到国内先进水平。

整形美容科：以修残补缺、治疗畸形、恢复功能为基础，以器官再造为特色，开展各种先天性畸形的修复与重建。整形外科多年来一直承担着中原地区的整形治疗工作，开展的技术项目达到三甲医院（三级甲等医院）重点专科水平。

卓美眼科：多年来完成的手术数量位居河南省前茅；2006年，在河南省内率先引进准分子激光上皮瓣下角膜磨镶术，临床应用效果良好，是国内仅有几家能开展EPI－LASIK（准分子激光上皮瓣下角膜磨镶术）手术的医院；

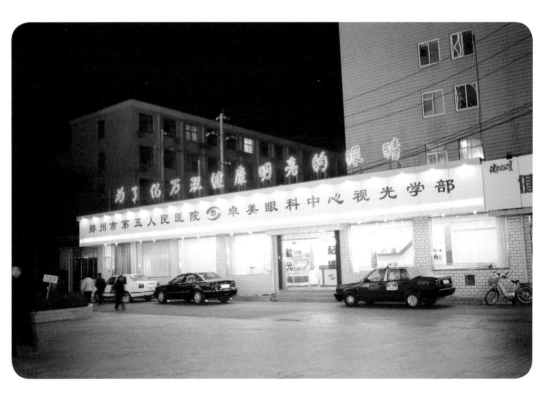

卓美眼科中心视光学部

2007年，成为郑州市特色专科。

中医科：20世纪70年代，该科即进行红斑狼疮的临床治疗与研究工作。二十余年收治了全国患者几千余人；1996年，运用中医补肾理论，进行辨证分型，研制出狼疮系列胶囊，使该病的有效治疗率达到92%，课题"补肾消斑汤、加减治疗系统性红斑狼疮"荣获1996年度郑州市科技进步二等奖、河南省科技进步三等奖。

腹腔镜中心：熟练开展腹腔镜外科诊断治疗、妇科不孕症诊断；实施胆囊切除术、肝囊肿开窗术、胃十二指肠溃疡穿孔修补术、阑尾切除术、异位妊娠手术、胆总管切开取石手术、胆总管探查术；中高龄、高危、高难度腹腔镜胆囊切除术填补了省内空白。

病理科：为市级重点专科，科室技术水平、人才梯队、业务数量与质量均领先于郑州市市级医疗行业；2007年被命名为郑州市临床医学特色专科；2008年成为新乡医学院研究生培养基地。该科为乳腺外科、泌尿外科、肿瘤外科、肿瘤内科、呼吸内科、妇产科系统提供分子病理诊断，为临床治疗及预后提供了强有力的保证。

1975~2008年的郑州市第五人民医院，践行"以患者为中心"的核心理念，用"服务立院"构筑医院发展蓝图，用"质量建院"描绘医院振兴宏图；以患者满意为标准树服务品牌，以患者康复为目标树技术品牌，展现了亮丽的社会形象，得到了社会广泛的认可和称赞。

2008年7月1日，郑州市第五人民医院更名为"郑州人民医院"。同期启用了布局合理、功能完备、环境舒适的新病房大楼，为患者提供了更高品质的诊治和服务。

春华秋实，薪火赓续，医院渐行渐佳，展翅腾飞。

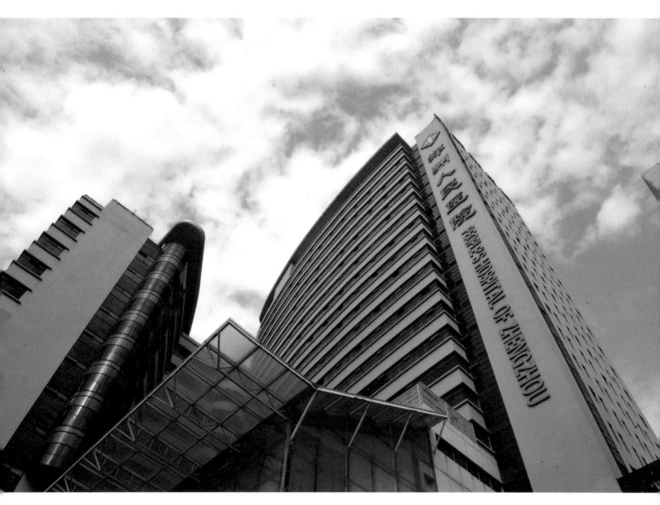

郑州人民医院大楼

悟得失

绘一幅流年岁月的沉香

忆过往

了然岁月的光鲜与沧桑

阳光下绽放

风雨中翱翔

昂首挺立

展翅飞翔

展翅腾飞的郑州人民医院

2008年7月1日,医院更名为"郑州人民医院"。而后,沐浴时代发展的春风,秉承腾飞使命,医院阔步迈向了新的里程。

郑州人民医院坚持党政联席会制度,提高班子决策力;坚持职工代表大会制度,扩大民主管理范畴;坚持行政和业务查房制度,及时发现问题,综合分析、科学解决;坚持公休座谈会制度,聆听患者心声,关注患者就医体验;坚持管床医生、临床科室、医院层面的三级随访制度,征询患者的意见与建议,构架医患沟通桥梁,提高患者对医院的认知度、满意度和信任度。

郑州人民医院实施缺陷管理制度、院领导基层日制度、职能科室帮扶临床制度、科务秘书制度、医护质量考核等管理新举措,探索现代化大型综合医院科学管理模式;举办基础知识学习月、读书竞赛月、操作技能比武月、医疗文书评比月等主题月活动，促使理论与实际工作相融合、学习与推动工作相结合；开通"名医在线"，扩大医院知名度，解答社会各界民众咨询的关于疾病防治、健康养生等方面的问题；创建学习型、效能型、创新型、服务型、廉洁型、务实型、和谐型"七型"机关，提升医院工作的质量和效能；组织医院核心管理团队集中培训，提高管理人员的工作能力和综合素质；有计划、有步骤、有保证地组织临床医师"充电"加能，为医疗技术的革新进步打下坚实的基础；开展读书学习活动，倡导员工爱读书、读好书，引导员工勤学、慎思、明辨、笃行，营造把读书视为一种生活习惯、一种精神追求、一种自我提升的氛围。

2010年11月，医院正式启动JCI（国际医疗机构联合委员会）认证工作，标志着医院在"国际化精品医院"的发展

郑州人民医院外景

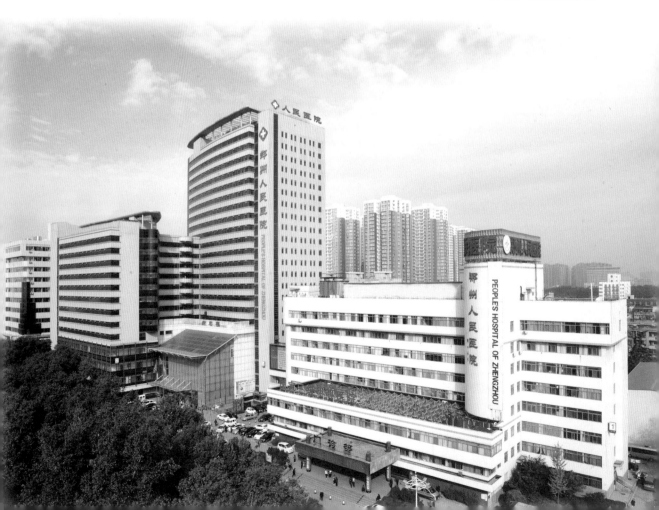

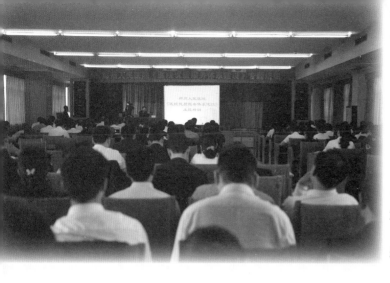

2015年5月，郑州人民医院《医院优质服务体系建设》专题培训现场

道路上向前迈进了一步；历经20个月艰难的探索与历练，经过认证机构的基线调查、模拟认证和正式认证的层层严格评审，2012年7月，医院最终以98.69%的达标率，顺利通过JCI认证。

"九转功成数尽干，开炉拨鼎见金丹。"经过河南省卫生厅组织的不定期重点检查和动态考核，郑州人民医院2013年4月通过"三级甲等"评审；2015年1月，正式成为第二周期国家"三级甲等"医院。

风雨兼程，郑州人民医院以昂扬的斗志行走在发展的征途上；峥嵘岁月，蕴含的是郑医人的辛勤汗水、艰苦探索，彰显的是郑医人不懈努力、永不言败的奋斗精神。

2015年5月，郑州人民医院科技表彰大会现场

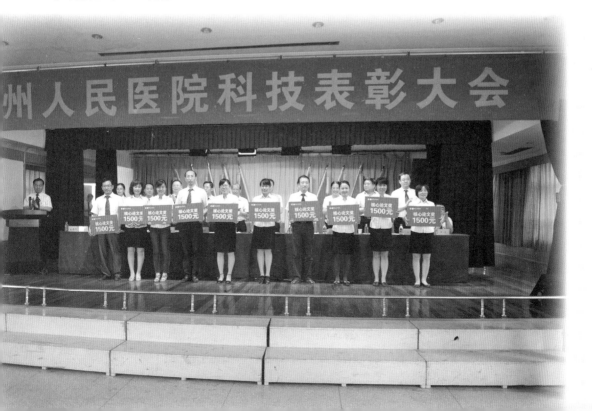

你用百年如钢的意志
抗击着一场场风霜雨雪
你用百年如虹的气势
迎来了一个个初春朝阳
你用百年绚烂的音符
谱写出一篇篇华彩乐章

百年杏林求索　辉煌郑医华诞

　　2012年，郑州人民医院迎来百年华诞。忆往昔，百年历史沉淀财富无数；望未来，肩负重任激发豪情满怀……

　　百年沧桑，积厚流光；百年征程，重峦叠嶂。从1912年建院伊始的一医一护，到现在的集医疗、教学、科研、预防、保健、急救为一体，"医防康"协同发展的现代化大型综合医院；从当年低矮破旧的诊室瓦屋，到如今气势如虹的现代化病房大楼，百年征程里，医院秉守的是悬壶济世、仁慈博爱的初心，坚守的是救死扶伤、大爱无疆的信仰。一百年的征程里，郑州人民医院造就了一代又一代医学精英，攻克了一个又一个医学难题，留下了一本又一本经典医学案例；一百年的征程里，郑州人民医院秉持为人民健康幸福的公益使命，灾难来临、巨疾困扰，郑州人民医院铁肩担道义，领生死之险、佑众生之安，谱写一首首杏林赞歌。一百年的征程里，郑州人民医院谱写和见证的是百年仁术、百年荣光！

寸心昭日月，春晖满乾坤。为庆祝建院100周年，郑州人民医院举办了一系列"情系郑医""情牵患者""情暖百姓""情献社会"院庆活动，反哺社会，感恩民众。

以"患者为中心"、送医下乡——开展"百年郑医百名专家河南行"巡诊活动，医院的专家团队走遍河南，开展义诊、体检、会诊、健康讲座和技术帮扶；百年郑医、百年信赖——门诊、急诊患者免挂号费用，开展免费救治100名先天性心脏病患儿和100名白内障患者；扩大医院影响、提升学术——举办"百年院庆学术活动月"讲座，各学术领域专家汇集医院，切磋技艺、交流心得；百张笑脸、百篇故事——征集一百年间在医院出生的100名市民，用笔和镜头记录他们与郑医的深深情缘，推出"百张笑脸迎院庆"，刊出"我与郑医的故事"特别报道活动；缅怀前辈、感恩铭记——恭谢"十大功勋""十大杰出""十大明星"功臣人物，感激前辈在医院百年历史中做出的不可磨灭的贡献；激励鞭策、继往开来——举办"5·12"护士节纪念晚会，举行神圣的"传光授帽"仪式；鉴古知今、激策未来——反映曲折辉煌的办院历程，传承"大医无疆"的郑医精神，建设百年郑医院史馆，铭记历史，承古开今。百年风雨征程，百年开拓创新，百年春华秋实，郑州人民医院用大医大爱，将希望孕育，让生命延长。

驻足在百年的历史节点，横亘着百年的缱绻时光，郑州人民医院满怀感恩之心和豪情，承继前辈的济世宏志，发扬仁慈博爱的郑医传统，传承励精图治的郑医精神，开创更加辉煌灿烂的郑医明天！

百年郑医历经时代激流乘风破浪，百年郑医继往开来再创辉煌篇章！

铭记百余年的奋斗砥砺

承继百余年的厚重流光

肩负新的历史使命

开启新征程

谱写新篇章

为了幸福的期许

为了美好的郑医

殚精竭虑

躬身前行……

扬帆起航新征程

2015年10月，郑州人民医院翻开了新的一页。以郝义彬为院长、黄娟为党委书记的新一届医院党委正式成立，医院开始了新的征程。

从调查研究、解决问题，到以人为本、固本强基；从整肃纪律、重塑规矩，到理顺关系、改善环境；从抢抓机遇、培育项目，到以文化人、培育正能量；从改革推动、完善机制，到克难攻坚、发展业务……一年零六个月的时间，医院走过了一场又一场风雨历程，迎来了新的发展曙光。

新一届医院党委成立之时，针对当时的情形，院长郝义彬在上任之时提出六大工作理念：以人为本、实事求是、群众路线、科学发展、公道正派、清正廉明。并指出当时最需要厘清的是进一步认清形势和任务，进一步明确医院发展定位和目标，进一步理清工作措施，进一步统一思想、凝聚智慧，扎扎实实、一步一个脚印地推动各项工作。

医院通过调查研究，解决了一系列人、财、物、合作项目、基建项目及郑州人民医院医疗集团发展中存在的问题；通过理顺关系，得到了郑州市政府、郑州市卫生健康委员会（以下简称"卫健委"）及兄弟单位的支持，为医院发展创造了良好的外部环境；通过整肃纪律，重塑规矩，从基础管理、业务管理、关键环节等方面，加强了医院规范管理；通过推动改革，完善机制，实行了职能部门机构和人事改革，保洁、安保服务改革，成立了临床药学科、中央保障中心，组建健康事业部，进一步理顺管理体制；通过抢抓机遇，在规培基地、重点专科、集团发展、项目建设等方面赢得发展的机会；通过固本强基、以人为本，有效抑制人才流失的势头，稳定人才队伍；通过以文化人，培育正能量，

2015年11月，"威高白衣天使助学联盟"项目启动仪式

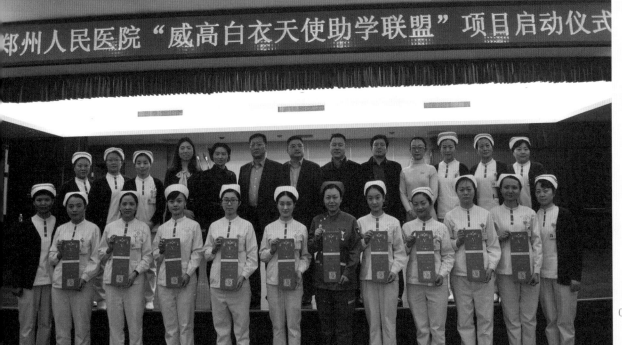

2016年医院涌现出多名见义勇为的"郑医好人"，成功入选"感动中原十大人物"，在社会上引起了强烈反响；通过克难攻坚，逐步发展业务，器官移植中心、消化内科、心血管内科等专业在非常困难的情况下保持着发展态势，成为医院下一步发展的信心和动力。

在一年多的时间里，经过艰辛的努力，医院孕育了众多的发展生机。

风雨之后终见彩虹，在发展的道路上，医院充满信心和希望。在改革中求突破，在创新中求超越，医院将自己打造成为"现代医院管理典范，健康服务系统标杆"的现代化、有温度的区域医疗中心，逐步做大做强郑州人民医院医疗集团。

"郑州人民医院医护群体"当选2016年度"感动中原"群体

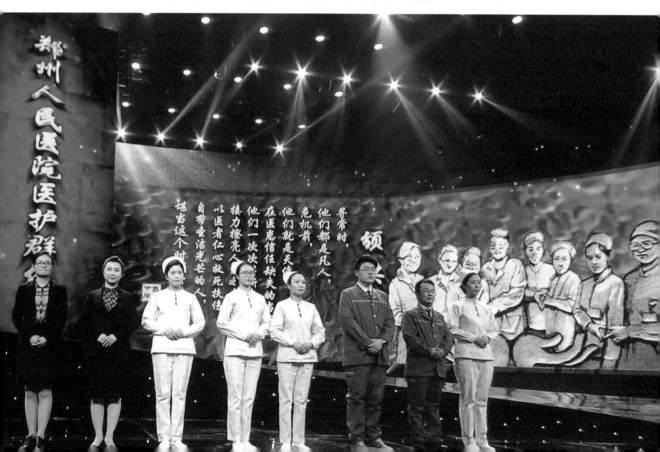

峥嵘岁月里砥砺前行

百年郑医气宇轩昂，向阳而生

左手倒影，右手年华

跋涉岁月的千山万水

雨里萌芽

风里成长

阳光下绽放

寻梦、筑梦的**奋斗岁月**

自2015年10月成立后，以郝义彬为院长、黄娟为党委书记的新一届医院党委，秉持百折不挠、勇往直前、积极向上的决心，在全面调研、解决问题的基础上，制订了医院五年发展规划，明确以医疗集团发展为主线，"医防康（医疗、预防、康复）""医教研（医疗、教学、教研）"协同发展，确定至2020年医院发展的三步走战略，提出医院发展的"四大工程""五大支柱""十二大体系"等一系列指导思想，构筑了医院宏伟的发展蓝图。

时间是最客观的见证者，也是最伟大的书写者。2016~2018年，医院的发展经历了转折与提升，医院各项指标实现持续向好，各项工作稳步推进、初见成效，医院打开新局面。

医院的积极作为，取得了稳步发展的喜人成绩：郑东院区如期落成；医院成为河南中医药大学附属医院、"医教研"协同迈出坚实的步伐；省委党校老校址划归郑州人民医院，宜健医院、国家区域医疗中心器官移植中心项目带来广阔的空间；不断引进知名专家团队、人才队伍健康成长焕发勃勃生机；健康管理模式深入探索，"全人全过程全生命周期"健康管理理念带来全新变化；纠建并举、惩防并重，树立清风正气；"郑医好人"不断涌现，"郑医现象"持续传递温暖和感动；医院各项指标稳中向好……

2016~2018年，医院党委的核心领导作用逐步加强，领导班子建设全面提升，基层党组织、群团组织进一步完善；医院文化建设不断推进，"严实勤和、仁爱敬廉、荣责自远、知行合一"的医院核心价值观逐渐根植人心；全体郑医人迅速成长，"专业的人干专业的事，人尽其才"的局面逐步形成；综合绩效管理体系经过调研、测算和顶层设计，全面试运行，成为医院管理的有效抓手。经过3年的不懈努力，郑医写下了全新发展的壮丽篇章。

郑州人民医院2016年住院医师规范化培训开班仪式现场

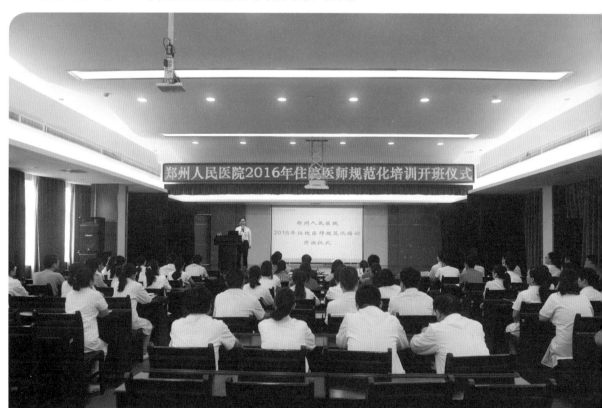

2017年郑州人民医院首届护理健康教育微视频比赛现场

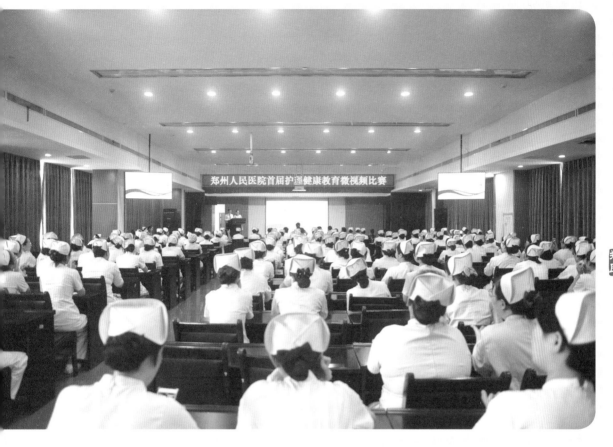

　　院长郝义彬在2019年春节联欢会上如是说："2016年、2017年我们完成了寻梦，2018年我们开始筑梦。"

　　筑梦的2018年，既有阳光灿烂，也有阴云密布，但无论是晴还是雨，郑医人都从未懈怠、从未退缩。

　　2018年，医院的业务发展有了突飞猛进的进步。专业和学科布局基本成型，正在培育一批特色专业，业务量稳步提升；着手打造科研创新平台，整合院士工作站、实验室、研究所等资源，建设综合实验中心；住院医师规培工作获得河南省卫健委表彰，新增硕士生导师6名、博士生导师1名，实现市级医院博士生导师的突破。

　　2018年，医院服务保障亮点频出。医院中央服务中心、中央保障中心作用凸显，杰出服务体系具备了良好的基础；探索信息化建设新模式，合作成立卫航信息研究所，研发适应集团发展和现代医院管理需要的全新信息系统；补齐设备短板，推行设备集中租赁，提高使用效率；按照人文、绿色、智能、专业的理念，推进项目建设，基础设施建设标准与管理被列为郑州市样板；职能部门四化建设进一步加强，人尽其才；保障服务体系不断完善，改革餐饮管理模式，建立中央厨房，建成职工之家。

2018年，医院围绕"慈善郑医、责任郑医、公益郑医、温暖郑医、青春郑医"，将院总部打造成有温度的现代化医院，将郑东院区打造成有温度的现代化精品医院；"郑医·生命之光"慈善救助基金，点亮了无数贫困患者的生命之光；"郑医好人　善行中原"志愿者服务队，传递出温暖和感人的正能量。

2018年，医院管理体制基本理顺，回归郑州市卫生健康委员会管理，融入郑州市属医疗卫生系统的大家庭。医院

医院随访中心

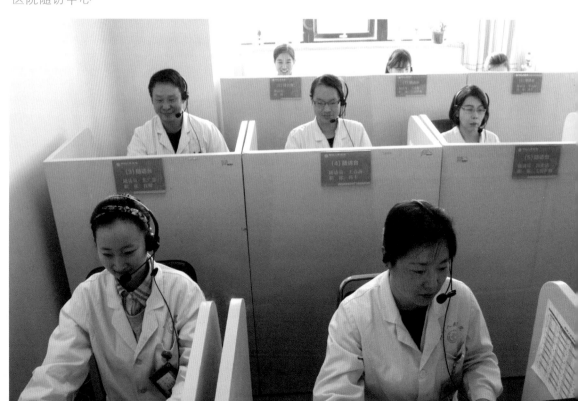

发展得到郑州市卫健委的大力支持，改善了外部环境，走出了医院被逐步边缘化的困境。

2016~2018年的郑医人都是奋发有为的寻梦人、筑梦人、追梦人。

新的篇章已经在郑医人面前展开，站在新的起点上，时不我待、只争朝夕，郑医人将以永不懈怠的精神状态踏上新的征程，以勇往直前的奋斗姿态成就新的荣光！

没有比脚更长的路

没有比人更高的山

仰望星空

脚踏实地

新时代的攀登者

以梦为马

不负昭华

期许的未来

成就在奋斗前行的步履之中

追梦、筑梦的有为岁月

医院目标已确立，蓝图已筑就，发展轨道已展现，2019~2020年，郑医人百尺竿头，更进一步，继续追梦和筑梦。

医院全面落实党委领导下的院长负责制，加强医院党校建设，推进党的建设工程；巩固惩防成果，加强行风建设，努力建设"清廉医院"；践行医院核心价值观，推进文化建设工程，争创省级文明单位。

医院积极引进国内一流医院的先进技术，与知名专家进行合作，不断提升医院临床医护人员的技术与实力，让河南省的患者在家门口就能享受到国内权威专家的诊治服务。

2022年10月9日，医院正式挂牌成为"河南中医药大学人民医院""河南中医药大学第五临床医学院"，这是医院转型发展促进高质量学院型医院建设的重要举

郑州市引进国内外知名医学学科重点团队

中国武警总医院王立祥急救医学团队

郑州市卫生和计划生育委员会
郑州市科学技术局
二〇一五年七月二十九日

王立祥急救医学团队门牌

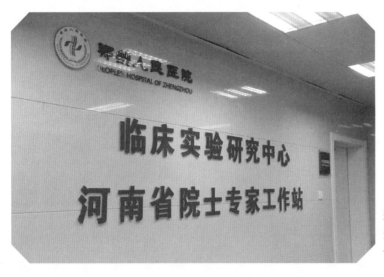

郑州人民医院临床实验研究中心河南省院士专家工作站

措，是中西医协同发展、传承发展中医药事业的需要，为郑州人民医院的发展提供了坚强后盾。

医院获批国家住院医师规培基地、国家执业医师考试基地和国家博士后科研工作站，标志着国家卫健委对医院建设规模、诊疗能力、医疗技术、教学实力、科研水平等评估后的综合肯定，展示着"医防康""医教研"协同发展的长足进步，标志着医院在新时代建设进程中再上新台阶。

医院推进公立医院改革、优化医疗资源配置，原郑州市第十人民医院整体融入郑州人民医院，成为郑州人民医院南部院区；探索、创新公立医院改革发展新模式，共同打造紧密型医联体，河南省煤炭总医院挂牌"郑州人民医院北院区"；医院向着科学化、高质量发展的目标笃定前行，完成了集团化发展的"一院多区"全面布局。

加快医院信息化建设，全力打造数字化智慧医院。医院与卫宁健康科技集团股份有限公司开展战略合作，共建卫航信息研究所，改变单一采购信息系统的固有模式，借助公司的先进技术，融入医院特色的管理理念，建立以管理为导向、以信息技术为支撑的创新型合作模式。结合医疗行业特殊安全需求，打造一个集成平台、一个数据库，建立一体化安全运营模式。医院信息化建设以患者为中心，服务于医院管理和业务发展，为临床诊疗、便民服务、管理应用、新技术新业务创新提供技术支持，建设符合现代医院管理需要的信息系统。

医院进一步规范健康医学部建设，实现健康医学和临床医学的无缝对接和深度融合，推进健康服务系统建设工程；建成临床医学研究中心，围绕综合实验室建设、人才队伍建设，推进一批科研项目取得成就；完成移植中心建设，做大做强器官移植重点学科，改善优化医院的医疗环境；资

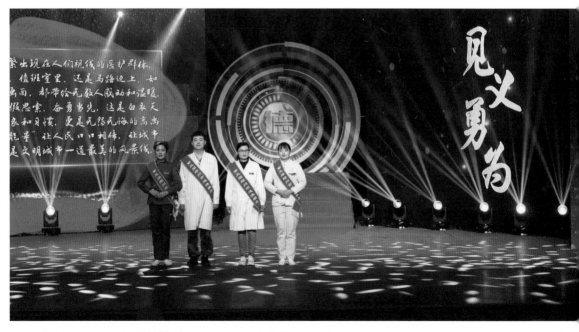

2018年第五届郑州市道德模范郑州人民医院群体

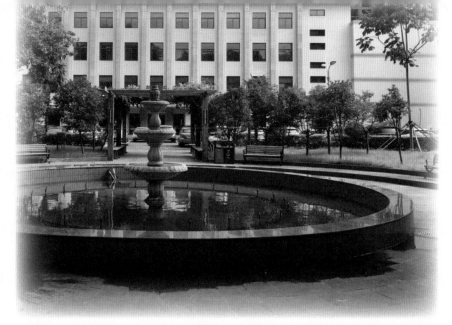

升级改造后的郑州人民医院文化路院区

源下沉社区，遍布郑州市区设立健康驿站，进行健康追踪管理，扎实推进健康传播；继续提升杰出服务体系的内涵，全面推行"三全（全人、全过程、全生命周期）"医疗服务模式，打造"三心（舒心、暖心、放心）""37℃（即令人体最舒服的温度）护理"服务理念，建立杰出服务标准体系。

坚持以人为本、以文化人，医院点滴关怀职工生活，开设了托育中心、三知书社等，给予职工呵护和温暖；围绕"温暖郑医""人文郑医""公益郑医""责任郑医""青

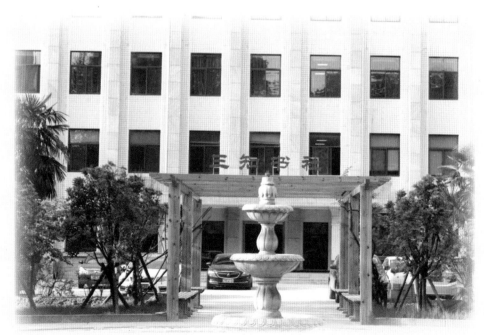

位于文化路院区的三知书社

春郑医"的主题，医院开展深度品牌挖掘和形象塑造，出品文化作品、提升人文品牌、讲述郑医故事，出版《流金岁月》一书，拍摄《暖医》《一次就好》《重生》《岁月》《有你在身边》《戴着党徽的你》等微视频，创编现代豫剧《乡村医生》；"心系家乡"——专家回报家乡等公益活动持续进行，将来自医院的大爱与健康播撒到乡村百姓身上；"郑医现象"继续着传奇，"郑医好人"层出不穷，郑州市道德模范、郑州市杰出健康卫士，是郑州人民医院当之无愧的闪亮标牌。

为了弘扬伟大抗疫精神，致敬抗疫斗争做出重大贡献的医务工作者，2020年10月21日，河南省抗击新冠肺炎（新型冠状病毒肺炎）疫情表彰大会在郑州隆重举行，郑州人民医院荣获河南省、郑州市抗击新冠肺炎疫情先进单位称号；冷链货物作为疫情防控安全的一道重要关口，医院移动PCR方舱实验室至今仍在担负着来自全球各国的冷链货物抽样检测，为维护郑州人民食品安全尽心竭力、保驾护航。

强化职能部门自身建设，建立现代医院行政管理体系；进一步建设改革中央保障中心、中央服务中心，全面打造医院保障服务体系；持续改善院区及院内周边环境，完成科研教学大楼建设，实施郑州人民医院文化路院区升级改造……

辛勤耕耘、努力开拓，用行动诠释担当，用发展赢得尊重。

经历了2016年的调研摸底、2017年的探索筹划、2018年的立柱架梁，医院迎来了2019年的崭新曙光，谱就了2020年的壮美乐章。正如郝义彬院长在《做新时代的攀登者》中所说的："我们终于走出了低谷，站到了坚实的平地上，看到了朝阳升起……终有一天会凝结成'无限风光在险峰'的雄伟壮阔。"

灾难来临

郑医责无旁贷

慷慨赴险

巨疾困扰

郑医领生死之险

佑众生之安

不忘初心、牢记使命

绘就篇篇杏林春暖

铭记初心使命　担当公益重任

　　郑州人民医院作为国家公立医院，不忘初心、牢记使命，在长期的发展过程中积极承担社会责任，为国家经济建设、民生和谐发展、大众生命安康，做出了卓越贡献。

　　建院之初悬壶济世的初心，奠定了郑医人仁慈博爱的文化传承、坚韧不拔的顽强意志和深沉厚重的家国情怀。

　　2003年4月11日，医院被任命为郑州市"非典"（即SARS，严重急性呼吸综合征）救治二线储备定点医院。当河南省首例"非典"患者出现在驻马店地区时，全省的"非典"防治保卫战正式打响，医院全体员工站在了"非典"防治的最前沿。医院立即开通24小时"非典"防治热线。4月12日晚，在1小时内将呼吸内科、消化内科两个相邻病区的患者以最快的速度安全安置到其他病区，成立"非典"隔离病区；次日清晨，发热门诊开门应诊，首批医护人员进入隔离病区。4月29日，医院接受上级指示，在郑州市北大门黄河桥入市口，进行外地入郑人员"非典"排查工作。在抗击"非典"战役中，医院先后派出的三批医务人员，将生死置之度外，义无反顾地坚守于"非典"病房，发扬了救死扶伤、无私奉献的大医精神。5月15日，中华人民共和国卫生部和世界卫生组织联合工作组对郑州人民医院的防治"非典"工作进行检查，医院的防治"非典"工作得到了专家和领导的充分肯定，被中共郑州市委评为"省会抗击非典型肺炎先进集体"。鉴于在"非典"防治工作中的突出成绩，医院于2003年底被确立为河南省突发公共卫生事件后备医院。

2008年，"5·12"汶川大地震后，医院心系灾区、高度重视，认真安排部署医疗救援工作，积极组织捐款100万余元。5月13日，医院组建了由院骨外科、心外科、胸外科、脑外科及麻醉、护理、急诊等方面经验丰富的专家10余人及省内兄弟医院组成的抗震救灾医疗队，作为河南省首批抗震救灾医疗队奔赴灾区抗震抢险。5月23日，医院派医疗队赴川，接收运转震区伤病员，来自灾区的40名病情较重的伤员住进了医院"心连心"病区。医院抽调专业技术精、服务意识强的医护人员奋战在"心连心"病区，经过有效治疗和精心护理，自6月始，伤病员陆续治愈出院。

2009年，河南手足口病疫情严重，医院迅速投入防治工作。各临床科室建立手足口病登记本，详细填写信息，对网络直报后的疫情进行信息再统计；主动进行手足口病防控宣传工作，在门诊大厅设置手足口病系列宣传版面，进行健康常识宣教，提高疾病防治知识。

2009年，墨西哥、美国等发生甲型H1N1流感疫情后，我国相邻部分国家和国内也相继出现病例报告，医院被河南省、郑州市卫生主管部门定为甲型H1N1流感定点医疗机构，医院积极行动、全面准备，做好应对甲型H1N1流感的防治工作。医院呼吸内科在呼吸急危重症的抢救、疑难疾病的诊治方面经验娴熟，RICU（呼吸重症监护病房）先进的设备和过硬的技术均为顺利开展收治工作奠定了基础。11月14日，医院迎来河南省第一例甲型H1N1流感重症患者，经过30天与病魔的抗争，患者重获新生，成为河南省第一位使用带抗体血浆成功救治的病例，也是省第一位甲型H1N1流感合并急性呼吸窘迫综合征被成功治疗的患者。医院为突破甲型H1N1流感合并急性呼吸窘迫综合征难关发挥了中流砥柱的作用。

2016年6月，医院与郑州慈善总会签署协议，合作成立"郑医·生命之光"专项慈善救助基金，启动慈善救助基金260万元。2018年，医院向郑州市慈善总会捐助善款300万元，向郑东新区慈善总会捐助善款50万元，用于以促进贫困或弱势群体健康为目的的疾病筛查、免费体检、健康教育等社会公益活动的组织实施，以及在院贫困患者的医疗救助，致力于减轻贫困家庭的负担、搭建多层次的医疗服务体系，更大程度地满足困难群众和弱势群体的医疗服务需求。时任院长的郝义彬荣获"最具爱心楷模奖"，"郑医好人 善行中原"奖，志愿者队喜获"最具公信力社会公益组织"奖。

此外，医院推出了一系列惠民活动：免费救治千余名先天性心脏病患儿，开展"都市光明行"（眼病救助）活动，免费救治贫困家庭的孩子，到偏远山区举行专家义诊活动；为出租车司机免费体检，为农民工子弟优惠体检，为环卫工人、建筑工人免费体检；"明天计划"走进省内儿童福利院，关心关爱孤残儿童；成立病友俱乐部，与媒体联合打造"郑医说健康"栏目；开展"郑医·生命之光'心系家乡健康行'专家回报家乡"活动，举办"郑医·大医开讲"健康教育系列活动，开办"郑医·好人教您急救"系列急救培训课堂；举行"我为你朗读"系列活动、"广场消夏月"系列活动，以及"居民体验日"系列活动……

2020年年初，一场疫情突如其来，面对几千年来人类对于瘟疫的本能惊慌和恐惧，郑医铁肩担道义，无畏逆行，奏响了一曲荡气回肠的战疫长歌……

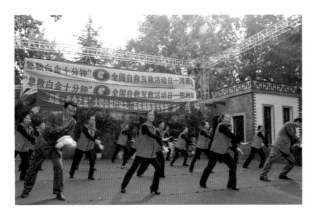

"郑医·生命之光"志愿者团队与急救人员广场舞表演

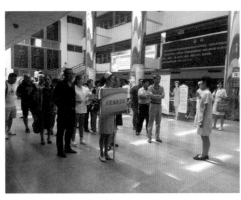

2015年7月的一天（郑州人民医院市民体验日）

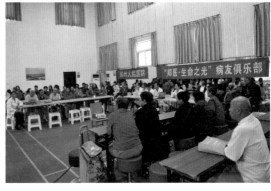

2016年9月28日的"郑医·生命之光"病友俱乐部

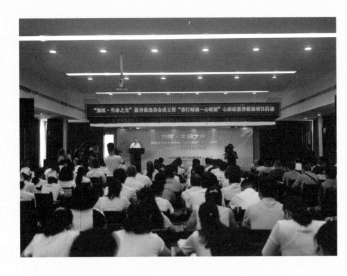

2016年6月"郑医·生命之光"慈善救助基金成立暨"善行绿城——心晴朗"心脏病慈善救助项目启动仪式

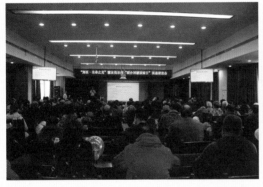

2016年11月"郑医·生命之光"糖友俱乐部"联合国糖尿病日"医患联谊会现场

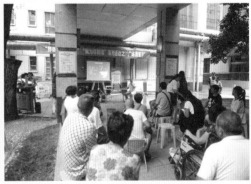

2017年7月"我为你朗读"系列活动之"广场消夏月"活动现场

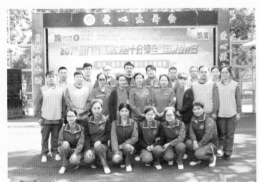

"2018年第九届急救白金十分钟全国自救互救日"活动现场

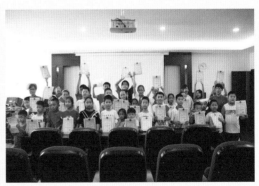

郑州人民医院"小小急救员"暑期夏令营活动

没有一个冬天不可逾越

没有一个春天不会来临

经历生死考验

敬畏生命庄严

铁肩担道义

唯愿长报国

医者仁心护苍穹

杏林春暖彰风采

荡气回肠的**战疫之歌**

2020年1月23日，医院召开新冠肺炎防控工作动员会，大家纷纷响应号召、主动请战，自愿加入新冠肺炎疫情防控的战斗中，彰显了郑医人的责任和担当。

面对疫情，医院组织了多场新冠肺炎防控工作培训，科室积极组织学习、紧急演练，"取消休假，有召必回；不计报酬，不论生死；众志成城，抗击病毒"这一铿锵有力的誓言，是医务工作者对神圣使命的捍卫，是全体郑医人的心声。危急时刻，郑医人义无反顾地踏上了属于自己的战场……

预检分诊，把好疫情防控第一道关口，为疫情防控建立强有力的屏障；抽调医护人员进驻发热门诊，成立发热门诊临时党支部。

科学防治、精准施策，成立疫情防控工作办公室，建立全方位、一体化、无死角的六大防控工作体系，联防联控效果凸显。

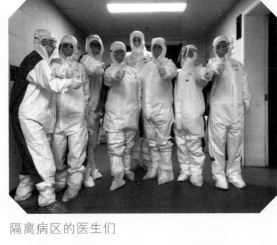

隔离病区的医生们

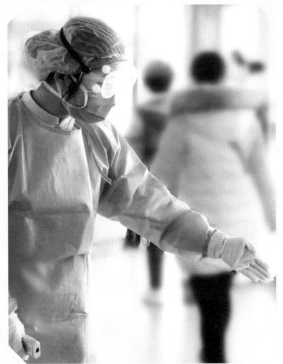

疫情中的医院工作人员

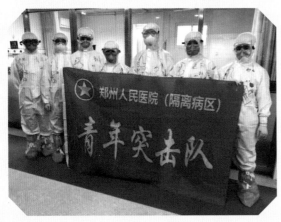

郑州人民医院（隔离病区）青年突击队

在高铁站、高速路口的交通卡点，郑医人不计报酬、加班加点参与疫情防控。

成为新冠肺炎定点救治医院，立即成立隔离病区，积极承担社会责任。

确保医院同质化服务，职能部门人员成立疫情防控支持服务队，化身骑手、活地图，提供让群众放心、暖心、安心的防疫服务。

无畏逆行、英勇出征，15名医护人员驰援武汉，在武汉青山"方舱医院"留下了暖暖的爱心，流下了辛勤的汗水；派出核酸检测人员支援新疆，为疫情防控再次做出贡献；与时间赛跑、与病毒抗争，郑医急救整装出发、"无缝衔接"出车、驰援河北。

建立转化医学中心PCR实验室，日最大检测工作量可达13 000余例，为疫情防控发挥了重要作用。郑医移动PCR方舱实验室，至今仍然发挥着不可或缺的作用，为郑州人民食品安全保驾护航，为郑州市疫情防控再次贡献出"郑医力量"！

一张张被口罩勒出勒痕的脸，一双双被药水、汗水浸泡过的手，一个个劳累、疲惫却仍在坚守的身影，一只只宣誓时紧握的拳头，一封封铿锵有力的请战书，一幕幕感人、暖人

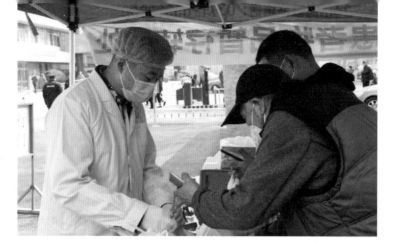
疫情期间，为来院人员义务看管物品

的场面，绘成了一道道壮丽的风景……

疫情防控常态化的当今，郑州人民医院继续履行公立医院的职责和使命。医院抽调医务人员投入新冠疫苗（新型冠状病毒肺炎疫苗）接种工作之中，广大医务人员披星戴月、不辞辛苦地完成上级交付的接种任务；院区疫情日常防控常抓不懈，按照疫情防控六大体系，加强流行病学调查，认真落实"四早（早发现、早报告、早隔离、早治疗）"要求；改革完善疾病预防控制体系，紧抓预检分诊、排查、救治、日常标准防护、物资保障、硬件设施等工作毫不松懈，将预防化解和应急冲突有机结合，确保通过常态化的防控实现医院发展和防控工作的双重胜利。

不忘初心、方得始终，公益重任郑医一直挑在肩上；牢记使命、大医无疆，在黑暗里播撒希望，郑医担当负重在前方……

疫情防控是一场持久战，在这场战役中，医院医务人员主动请缨，冲锋在前。医院承担了郑州市定点救治、联防联控、全市高危人群筛查、援冀、援鄂、援疆及归国人员的留院观察任务等，医院工作人员在医院党委的指挥下奔赴抗疫一线。

面对疫情，郑州人民医院领生死之险、佑众生之安，这是医院工作人员的家国情怀，也是郑州人民医院仁慈博爱的文化传承和积淀。

"我们是提灯人，脚下一直有光。曙光就在眼前，再凛冽的寒风也挡不住温暖的阳光。"每一位郑医人，都是一束光，众多光芒汇聚到一起，就能照彻寒夜，迎来曙光！鉴于郑州人民医院在抗疫斗争中做出的突出贡献，其荣获河南省、郑州市抗击新冠肺炎疫情先进单位，医院党委荣膺河南省先进基层党组织，并作为典型代表在全市抗击新冠肺炎疫情表彰大会上发言。

　　今天，回顾这场艰苦卓绝的历史大考，倾听这支荡气回肠的战役之歌，郑医赢得的是进步，更是信心；是今天，更是未来。

　　在人类源远流长的历史进程中，总有生生不息的期望，总有患难与共的温情，冬已尽、春可期。

　　郑州人民医院作为国家公立医院，在长期的发展过程

郑州人民医院驰援湖北医疗队

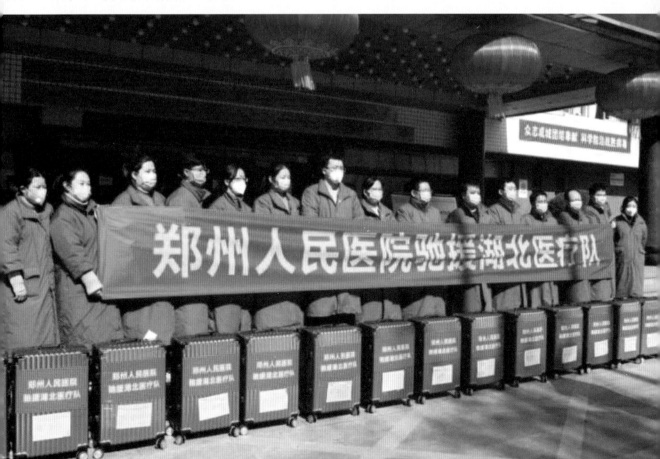

中始终积极承担社会责任。在大灾面前，郑州人民医院冲锋在前；在大难面前，郑州人民医院救助募捐；在贫困面前，郑州人民医院播撒大爱；在病魔面前，郑州人民医院杏林春暖。为天地立心、为生民立命，知重负重、克难攻坚，100余年，坚持公益、责任担当，永远是郑州人民医院亘古不变的初心和使命！

百余年栉风沐雨

百余年坎坷磨砺

医院的核心价值观

薪火传继

历久弥新

引领代代郑医人

为天地立心、为生民立命

奋发图强

只争朝夕

百年历史凝练升华的核心价值观

    一百余年前，一座博济惠民、坚强无畏的公教医院矗立在中原故土，在20世纪，它不畏强暴、矢志不渝，在硝烟弥漫的烽火年代，用博爱人道的品格，救助了无数身处水深火热之中的民众。一百余年后，一所现代化三级甲等医院的综合医疗集团屹立在神州大地，在新时代的今天，它以"健康中国"为重托，以"健康中原""健康郑州"为己任，心依暖阳、奋发向上，开启了"医防康""医教研""中西医""区域内"协同发展的健康之路。

    百年历史，厚重沧桑。郑州人民医院历经挫折与磨难，规模由小到大、实力由弱变强，逐步发展成为今日的颇具规模的现代化大型综合医疗集团。前人励精图治、孜孜求索，后人薪火传承、砥砺奋斗，纵观医院发展史，不难发现，一种跨越时空的核心价值观始终在激励着郑医、引领着郑医——"严实勤和"的理念使百年郑医的精神传承延续，"仁爱敬廉"的使命使百年郑医的美名流芳历史，"荣责自远"的信念使百年郑医的面貌蓬勃向上，"知行合一"的准则使百年郑医的前途灿烂似锦。

严实勤和　仁爱敬廉
荣责自远　知行合一

回望厚重的历史，医院前进的每一个脚印，领航人的身上都深深烙印着"严实勤和、仁爱敬廉、荣责自远、知行合一"这一核心价值观。建院伊始，在简陋的艰苦条件下，医院秉守着"严实勤和"的创业理念，崛起于中原昌盛发展；抗日战争时期，医院以"仁爱敬廉"的人道主义精神，庇护了战乱岁月饱受锋镝之苦的普世苍生；中华人民共和国成立初期，刘清源、王而信两位院长凭借"荣责自远"的实干信念，使医院在社会主义的大道上扬帆起航、昂首前行；新时代的今天，医院党委同样用"知行合一"的务实干劲，为了幸福期许的"郑医梦"，凝心聚力、精勤不倦。

无论风和日丽抑或凄风苦雨，可敬可爱的郑医人始终秉承"严实勤和"的传统作风，勤勤恳恳、踏实苦干，在历史更迭的经卷中，递交的是一份份出彩的答卷；在战火淬炼的年代，在缺医少药的岁月，郑医人恪守的是"仁爱敬廉"的初心，护佑了颠沛流离的难民，谱写了一曲曲救死扶伤的人道主义之歌；在中华人民共和国成立初期，郑医人不忘初心、牢记使命，坚守医学尊严和生命担当，彰显的是"荣责自远"的高贵人格，抒写的是铿锵跋涉的豪迈诗篇；阔步向前的"五院"时期，在饱含辛勤耕耘的奋斗岁月中，郑医人同心协力、众志成城，践行的是"知行合一"的崇高信念，医院发展异军突起、蒸蒸日上，在医院历史的征程中奏响了辉煌壮丽的乐章。

郑州人民医院亘古弥新的核心价值观——"严实勤和、仁爱敬廉、荣责自远、知行合一"，这十六个字，是医院党委在新时代的征程中，在充分调研的基础上，浓缩院史菁华，酝酿凝练而成的；是结合医院历史，综合医院使命和愿景，庄重而又严谨地提出的。这十六个字，经过职工代表大会与会代表的充分讨论，得到全体职工代表和列席代表的认可，写入医院章程，成为全院职工的共识。

十六个字的核心价值观，是医院基业长青的灵魂，是医院文化管理的最高层面，是引领医院一切行动的指导准则。

新时代的今天，医院的核心价值观既是对习惯的养成，对品质的磨炼，对修养的积累，又是对规则的遵循，对人性的探求，对方法的提炼。它是行动的标准，是理念的引领，是工作的指南，是未来的目标。

今天，郑医人秉持核心价值观，根之于心、践之于行，将"严实勤和"作为工作理念，将"仁爱敬廉"作为服务的目标，将"荣责自远"作为不懈的追求，将"知行合一"作为行动的标准。

在凝聚着核心价值观的精神鼓舞下，郑州人民医院成立了"郑医·生命之光"专项慈善救助基金，开展了"心系家乡健康行"医院专家回报家乡活动，创建了"郑医好人·善行中原"志愿服务团队，培育了"感动中原"的医护群体，培养了德艺双馨的全国医德标兵，成就了"郑州杰出健康卫士"，诞生了"最具爱心楷模"的院长，涌现了大批"郑医好人"，被媒体和社会誉为"郑医现象"……

在闪耀着核心价值观的精神感召中，孕育了日趋丰富的郑医精神谱系。暖心感人的"郑医现象"，是"博爱仁善、敬畏生命，爱岗敬业、奉献社会，踏实低调、精益求精，阳光向上、诚信担当"的诠释，是郑医好人精神的呈现，健康成长的郑东院区，凝练出了创业精神、奉献精神、协作精神，以及大局意识、担当意识，这种"郑东院区精神"是医院核心价值观的体现，是医院党委发展理念在郑东院区的践行；南部院区在建设发展中同样形成了自己的南部院区精神，即开放包容的格局、干事创业的激情、勇于担当的气魄和团结协作的意识，这是南部院区成功完成融并、实现院区顺利发展的强大精神保障，是医院核心价值观在南部院区的具体实践和生动演绎。这些精神是医院发展的宝贵精神财富，是郑医精神谱系的重要组成部分，是医院核心价值观的熠熠闪现。

新时代背景下，"健康中国"的大健康事业拉开了帷幕，郑州人民医院置身国家"两个一百年"奋斗目标历史交汇的关键节点，处在历史进程中一个最好的时代。在这个时代中，郑医人拥有一份值得自己为之奋斗终生的事业，这是人生的幸运，更是时代赋予郑医人的荣光。

以史为鉴、开创未来，勇立潮头、再续辉煌。承载着百年历史、浓缩着院史菁华而凝练升华的核心价值观，是一座历久弥新的精神丰碑，指引着每一代奋斗不息的郑医人！

平日里

履职尽责护佑健康

危难时

铁肩担道义慷慨逆行

着一身白衣

把责任和使命铭刻心底

我们的岁月静好

是因为有你们在负重前行

此生唯愿长报国的大医情怀

2021年的夏季，是郑州人最难忘记的一个夏天。先遭逢汛情，后又遇疫情。"没有从天而降的英雄，只有挺身而出的凡人"，危急时刻，郑州市再次打响抗击新冠肺炎疫情阻击战。白衣执甲逆行，大爱护佑苍生。郑州人民医院迅速凝聚"郑医力量"，全力投身防疫攻坚战，呈交了一份份让人满意的答卷，彰显了自己的责任与担当。

在声势浩大的全市全面战"疫"中，郑州人民医院打下了一场又一场硬仗：腾空南部院区以分流郑州市第六人民医院（河南省传染病医院）患者；派出数千名次医护人员参与全市全员核酸检测和重点人群核酸检测，核酸检测实验室24小时不停歇运转；组织一批又一批援外医疗队援助兄弟医院……逆行出击的郑医"白衣战士"们，发挥优良传统，尽显精锐素质，全力以赴，与时间赛跑、与疫情抗争，再次以血肉之躯守护城市，守护人民群众的健康与生命安全，展现了城市英雄的风采与担当。

全员核酸检测全程参战，郑医慷慨逆行

时值高温盛夏，郑州人民医院的"大白"们穿着密不透风的防护服，戴着面屏、口罩和乳胶手套，十余小时的连续工作，防护服下是滴水的贴身衣服，乳胶手套里是被汗水浸泡得发白起皱的双手，一瓶冰凉的矿泉水贴在头部和脸颊就是最好的降温方式……有太多的汗水无法擦拭，有太多的辛苦无法表述，但没有人叫苦叫累，大家把勇毅写在脸上，把信念铭刻在心中……

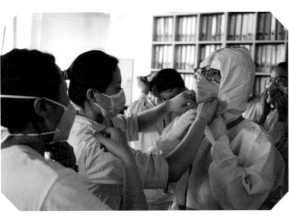

核酸检测人员正在穿上防护服

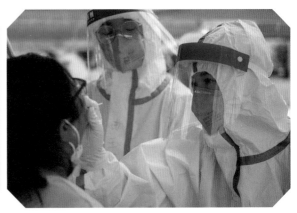

检测人员正在为来院群众做核酸检测

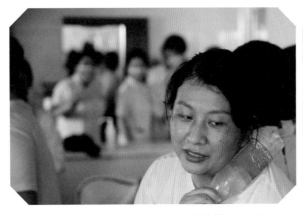

用一瓶冰凉的矿泉水解暑的核酸检测人员

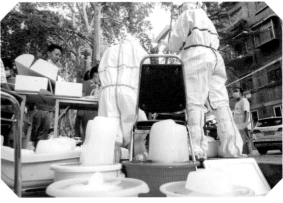

为社区居民做核酸检测

休息间隙，"大白"们以天为被、以地为床，躺在硬纸板上，或哼着小曲或遐想无限，宛如天真调皮的孩童，这是他们最快乐的时刻。

战疫"排雷兵"昼夜奋战，彰显责任担当

医院医学转化中心是疫情防控战线上的"排雷兵"，核酸检测实验室就是他们的战场。虽然是幕后英雄，但他们直接面对的，可能就是病毒样本。医院医学转化中心里的14台仪器24小时不停转，大家分成几个小组，轮番上阵，每人每天只能休息4小时左右。检测一旦开始，在至少8小时之内实验室的门是不会打开的，里面的工作人员不能出来，否则就

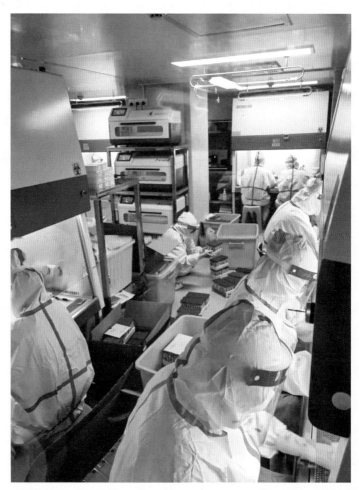

核酸检测实验室内

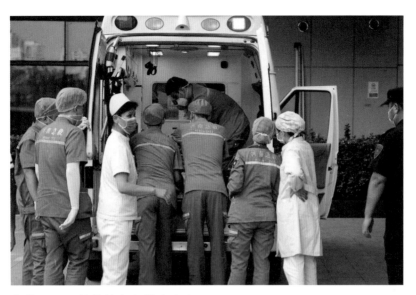

急救人员正从救护车上抬出患者

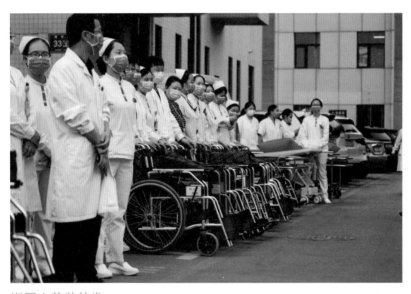

郑医人整装待发

会浪费一身防护服，实验室还要重新消毒。这中间，想要透口气、喝口水、去趟卫生间，就都成了一种奢望。

所有的防护用品，哪怕再闷再热，工作人员都必须穿或戴着。因为检测的过程风险重重，标本是否含有新型冠状病毒，在结果出来之前，无人知晓。提取核酸标本时稍有不慎，标本就可能通过溢洒、气溶胶等不同方式对人体造成危害。检验人员必须慎之又慎，既要找出其中暗藏的"地雷"，同时又要保护好自己。

从实验室里出来，大家的头发、衣服全部被汗水浸透，甚至还会有人出现缺水、脱水现象，但大家都云淡风轻，说自己的身体能挺得住。

隔离病区不隔离爱，医护身兼数职守护患者

为了尽快斩断疫情传播，郑州市迅速确定了四家医院分流郑州市第六人民医院的患者，而郑州人民医院南部院区就是其中之一。

8月6日，医院接到命令后，短短2小时，南部院区安全转出患者至院总部和郑东院区，实现全部患者无缝衔接安全运转；南部院区连夜完成保洁消杀、病区改造等疫情防控工作，次日顺利接收分流患者，展示了令人惊叹的"郑医速度"。

由于隔离病区的特殊性，坚守在南部院区的白衣战士不仅要全力救治患者，还要化身保洁员、服务员、快递员、甚至理发师等，身兼多职，无微不至地照料患者的日常生活：收垃圾、配消毒液、拖地、配送物资、修理物品、送饭、理发……

危难时机显身手。根据郑州市疫情防控态势和需求，医院总部被调整为全市唯一一家封控区、封闭区隔离点患者定点救治医疗机构。医院迅速准备，执行救护车送来的全市隔离点患者的救治任务。

总部隔离病区的产房没有家属陪护，产妇和宝宝们的一切护理和生活照料都要由医护承担。条件比不上普通病房，但是医护人员竭尽全力提供与普通产房一样的优质服务：防护服外罩着手术衣，手上裹着三层手套，虽然呼吸不畅，但助产士们站在产床前一边为产妇加油打气，一边指导她们呼吸、换气、用力，帮助她们顺利分娩。剖宫产手术同样也变得异常艰辛，为了确保安全，手术中的操作变成了"慢动作"。以前一个多小时就能完成的手术，现在需要穿着三层防护服奋战两个半小时，还要全力救治凶险性前置胎盘、胎盘早剥等危急重症产妇，其中的艰难不言而喻。虽然"大白"们行动不便，但给新生儿洗澡、做听力筛查、采足底血、接种疫苗……一样都没落下。

一个个场景，一幕幕画面，一次次担当，郑医再次经受住了考验，形成了无坚可摧的"郑医力量"。郑医人用专业和精准，筑牢了疫情防控的坚实防线；用无畏和坚毅，打造了患者生命健康的坚固堡垒；用责任和使命，奉献自己，成就了大爱无疆、杏林春暖。"此生唯愿长报国，医者仁心护苍生"的大医情怀，已经深深印刻进每一位郑医人的生命。他们是聚为一团火、散作满天星的提灯人，心中有爱、眼中有光。

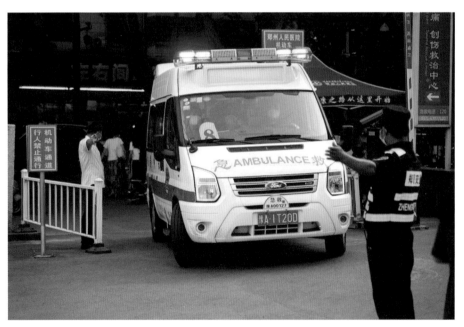

疫情期间正在工作的救护车

爱在左

仁慈在右

走在生命的两旁

随时开花，随时播种

铭记初心与使命的新时代郑医人

聚是一团火，散是满天星

敬畏生命，护佑健康

一束束圣洁的光芒

温暖绿城，大爱无疆

聚是一团火、散是满天星的
新时代"郑能量"

妙手传医道，仁爱铸医魂。平凡处，尽职尽责，身负医护重任；危难时，铁肩担道义，绽放生命光彩。从医院"小世界"到社会"大舞台"，从偶遇病患到援外医疗，郑医人责无旁贷地担当起救死扶伤的使命。被誉为"郑医好人"时代"网红"的郑州人民医院医护群体，散发着一束束圣洁的光芒，温暖绿城，照耀中原；诠释着仁慈博爱的初心，仁心仁术，大爱无疆。

从2016年3月至2022年5月，郑州人民医院在短短几年间涌现了40余起正能量典型人物，温暖了郑州人心，感动了中原网友，大家亲切地称他们为"郑医好人"。

公交车上，挺身施救晕倒老人；泥泞路面，雨中跪地救人；医院门诊，抱起窒息幼婴狂奔救助；道路边上，多次抢救危急孩子；旅游途中，跪地急救眩晕游客；

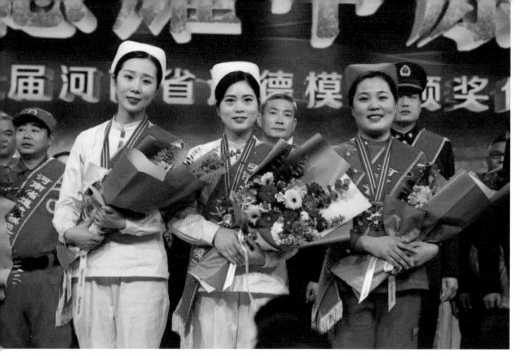

第七届河南省道德模范颁奖仪式现场的"郑州人民医院救人群体"代表

机场大厅，援外医务人员热心相救；喧闹商场，争分夺秒抢救窒息幼童；核酸检测现场，急救呼吸猝停老人……

电梯里主动为患者口对口地吸痰，如意湖畔急救心脏骤停老人，公园里救护癫痫男童，马拉松赛场上挺身救人，寒风中依地抢救晕倒女士，高铁上紧急抢救晕厥患者、救助严重腹痛乘客、暖心陪伴发病患者……

这只是郑州人民医院几十起正能量事件中的几个场景。

遇到患者处在危险危急之时，"郑医好人"挺身而出、仗义相救。他们当中，有医生、护士、行政人员、退休职工，也有专家大咖和医院领导。如此井喷式的爱心义举，短时间内凝聚成一种奇迹般的"郑医现象"，他们以实际行动践行了社会主义核心价值观、演绎了医院核心价值观，他们不仅是郑医救人群体，同时也代表了郑州医务人员的形象，乃至全国医务人员的形象。

当社会信任危机的阵痛尚存时，当人们纠结于是否应当扶起跌倒的老人时，当人们失望于医患关系日趋脆弱和紧张时，这些"郑医好人"用行动诠释了时代强音，用担当写出了铿锵答案。

一次次令人感动的瞬间，一幕幕全力救人的画面，一张张善良可爱的面庞，在这些"郑医好人"身上，蕴含着爱的力量、文化的力量、信仰的力量，传递的是生命的能量、温暖的能量、向上向善的能量！

为山九仞，岂一日之功？"郑医好人"的涌现，得益于郑医深厚文化底蕴的百年传承，得益于职业精神的教育引导，得益于医院急救技能的宣教普及。从一百多年前"施医送药"的优良传统，到后来"厚德博学、至臻致远"的院训，再到如今"严实勤和、仁爱敬廉、荣责自远、知行合一"的核心价值观，对生命的敬畏、对健康的捍卫、对良知的坚守，根植于郑医人的精神血脉之中，成为"郑医好人"诞生的沃土、成长的摇篮。

百年郑医的传统精神滋养了代代郑医人的心灵，新时代的郑医人更是将它发扬光大，"公益郑医""责任郑医""慈善基金""生命之光""郑医好人"昂首前行，熠熠生辉。

暖心感人的"郑医现象"，是对"博爱仁善、敬畏生命，爱岗敬业、奉献社会，踏实低调、精益求精，阳光向上、诚信担当"郑医精神的诠释，是郑医好人的生动践行。郑医群体先后荣获"感动中原"十大年度人物、河南省五四青年奖章、河南省"我为正能量代言"年度人物、温暖郑州十大民生人物、郑州市见义勇为道德模范、中华人民共和国成立70周年首届"郑州杰出健康卫士"等荣誉称号，并入驻郑州好人馆，堪称新时代的"道德模范"！

不忘初心、牢记使命，神圣的信念已经扎根在每一代、每一位郑医人的心底，在医院核心价值观的精神感召下，在郑医精神谱系的鼓舞引领下，"郑医好人"的"郑能量"定会基业长青，蓬勃绽放！

山一程，水一程

惊鸿尘埃岁月韵染

风一更，雪一更

荡气回肠痴心不改

不惧山高水长

不惧风霜雪雨

"医防康""医教研"协同发展的郑医新时代

2020年10月，在这个满载收获的季节，郑州人民医院正式挂牌成为"河南中医药大学人民医院""河南中医药大学第五临床医学院"，成为郑医历史发展的又一里程碑。

百年传承，郑州人民医院公益、仁爱的形象深入人心；杏林芳华，河南中医药大学60余年人才辈出，誉满中原。2016年，郑州人民医院成为河南中医药大学直属附属医院，同时承担西医临床医学本科专业的教学培养任务；2017年，郑州市人民政府批准校院合作，医院成为"河南中医药大学人民医院"，医院牵头向中华人民共和国教育部申报并获批现代临床医学本科第一批次录取专业；2018年，医院开始招收首批西医临床医学本科生；2019年，医院正式获批河南中医药大学第五临床医学院，获批河南中医药大学硕士研究生授权站，校院合作又迈出举足轻重的坚实一步，开启了向医教融合学院型医院成功转型的新篇章。2020年10月9日的正式揭牌，是河南中医药大学和郑州人民医院共同实现转型提升发展、促进高质量学院型医院建设的重要举措，势必成为双方发展的重磅"加速器"。

面对国家新一轮综合医改和公共卫生体系建设及医学人才培养的迫切需要，为更好地顺应健康郑州乃至健康中原的建设与发展需求，郑州人民医院实施"医防康""医教研"协同发展战略，积极谋求向教学科研型医院转型。河南中医药大学，师资力量雄厚，培养体系完备，科研基础坚实，学术氛围浓厚。实行校院合作，是时代的需要，也是发展的必然要求。

郑州人民医院与河南中医药大学的合作，是郑州人民医院"医防康""医教研"协同发展的需要。为使医院踏上新时期发展的快车道，近几年医院与河南中医药大学的合作不断深化，持续加大软、硬件及师资队伍建设力度，将教学体系和科研创新体系建设纳入医院发展规划的"四大工程、十二大体系"建设内容，为承担河南中医药大学临床教学任务做好了全面准备，努力打造一所与高校紧密联合的教学型医院。

"河南中医药大学人民医院""河南中医药大学第五临床医学院"的成功揭牌，对于郑州人民医院来说，不仅是多了响亮的名字，更是多了机遇和挑战。站在新的历史节点，医院不断深化院校合作发展，在"医防康""医教研"协同发展战略理念的引领下，以临床为中心，强化教学发展意识，巩固完善教学管理体系，规范夯实各项教学管理工作，配优配强临床双师队伍，持续夯实本科教育，提升硕士、博士培养质量，培育具有医德、医术、医心、医智的适应现代化医院发展要求的优秀医学人才。

郝义彬、张思森、马英杰等10余名教授作为医院的第一批临床医学硕士生导师，树立了河南中医药大学直属附属医院研究生教育的标志牌。目前，张思森教授获批成为博士研究生导师。张思森教授为助力医院向教学科研型医院转型而孜孜不倦、开拓创新，从院校合作的意向伊始到如今的蓬勃发展，他倾注了大量心血。医院在成为河南中医药大学大学直属附属医院短短几年时间，顺利实现了高等医学教育一本专业之学士、硕士、博士学位的全覆盖，为医学事业的发展和医学人才的培养再立新功。尤其可贺的是，2020年，医院首次被全国博士后管理委员会、中华人民共和国人力资源和社会保障部批准设立国家级博士后科研工作站，这是国家对医院科研教学能力的高度认可。作为国务院政府特殊津贴专家、首届中国名医、二级教授、国家教育部学位中心评审专家的博硕导师张思森教授，招收并培养了一批医学高层次精英，引领医院开辟了高层次人才培养的新时代，在医院乃至郑州市卫生健康科技创新和人才培养发展史上书写了绚丽篇章。

在实现教学转型发展、打造教学平台和学术品牌的同时，医院紧紧围绕临床医学院建设、师资队伍建设、教学项目成果转化建设，坚持医教并重，加强院校间优质资源的互惠互利，在知名老中医专家坐诊、院内中医制剂调配等方面及中医、康复、老年医学、针灸推拿人才引进培养和技术指导方面构建共享，深化"医防康""医教研"，并重"中西医""区域内"协同，全面提升综合实力和核心竞争力。

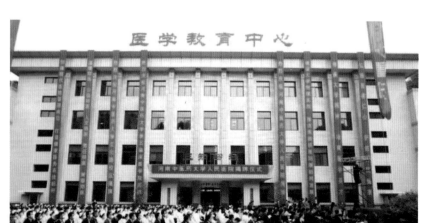

河南中医药大学人民医院揭牌仪式现场

春风春雨春路

花香浸染了一路春光

百余年征程续航

迎来了春天盎然郁香

道由白云尽

春与青溪长

春天的时光

昂扬的明媚娉婷了整个心房

郑医发展历程中的**美丽春天**

　　阳春三月，春光一泻千里。行走在明媚的春光里，徜徉在芬芳浸染、花香满溢的季节中，仿佛沉浸在一个盛大的节日，希望、美好、喜悦，都可以发生。

　　2022年3月，常务副院长刘建国主持医院工作。同年6月，医院党委副书记、院长梅伟同志到任。两位院长按照医院既定发展方针，遵照医院"十四五"发展规划蓝图，带领医院持续健康、科学发展。

　　在"能力作风建设年"的大环境里，做"五好干部"、遵守六大纪律、提升七种能力、增强八项本领，"5678"是医院党委对工作的要求，是营造良好政治生态的前提，是刘建国院长对当前开展"能力作风建设年"活动的部署强调，也是医院各项工作的基本原则。

　　"一心一意抓业务、一心一意抓管理"，是刘建国院长的又一举措。围绕这一举措树立"建强科、树名医"的理念，按照"医防康""医教研"协同发展规划，制订提升医院学科内涵的工作方案，在人才梯队搭建、技术能力提升、知名专家团队引进、多学科协同发展、新技术新项目开展、科研教学等方面制定系统性措施。创新、调整、提升，医院召开郑东院区工作会议；完善巩固、创新发展，医院召开南部院区工作会议；抓思想、建机制、促发展，医院召开北区工作发展推进会；走实地、察实情、摸实底、纳良言，医院开展政工查房；加强医疗质量安全管理、夯实核心制度、规范临床诊疗行为，提升医师基本操作能力和三级医师查房标准，重新制定并启动业务大查房；进一步强化学科建设，提升医疗服务质量，实现学院化战略转型高质量发展，开展临床科教能力，提升精准查房水平。

　　梅伟院长坚持一任接着一任干、一张蓝图绘到底的决心干劲，继续坚持集团化发展既定方针以及全面提升医疗服务能力的战略路线。以总部为支撑，各院区错位布局，科学合理规划，促进整体发展；加强学科建设，进一步完善学科发展体系；为临床工作提供支持保障，帮助临床提升技术水准，拓展新技术新项目；以学科人才建设为重点，做好职工职业规划；以数字化赋能为契机，保持可持续发展潜力；以高质量公立医院建设为抓手，提升运营技术、项目管理水平，实现医院健康发展。

　　"珍惜患者的每次到来"，致力于打造有温度的医院，提供有关怀的医疗服务，培育有情怀的医护人员，推动医院高质量发展，这是刘建国院长和梅伟院长共同的治院理念。两位院长深耕管理，潜心业务发展，实干担当、创新图强，医院各项工作稳步推进，各项业务指标稳中向好，社会满意度、美誉度节节攀升。全院聚力一盘棋、共画同心圆，坚定发展自信，在医院高质量发展进程中，郑医形成了上下同心、内外协力的发展格局。郑医人齐心协力、继往开来，郑医人心中有理想、胸中有希望，心向春光，成长绽放！

春天的时光，草长莺飞、鸟语花香，剪流云、描青山、绘绿水，携春光灿烂勤奋不倦。在美丽的春天，仰望星空、展望未来，我们内心无比笃定、清晰和自豪。我们知道，未来还会有寒风疾雨；我们坚信，郑医定会乘风破浪、迎难而上，必将迎来璀璨的星空和灿烂的阳光，必将收获丰盛喜庆的硕果秋天！

秋风恬静

秋雨委婉

秋实饱满深情

剪流云、描青山、绘绿水

一路播种，一路耕耘

辛勤的汗水采撷希望的芳香

春华秋实

硕果满枝

郑医发展历程中的**硕果秋天**

　　山水的故事日月记载，岁月的长河春秋丈量。经历了春天的耕耘，夏天的成长，迎来了秋天的收获。

　　秋风，温暖恬静；秋雨，委婉盛情；秋天，把景象熏染成缤纷绚烂的色彩。低眉处水色潋滟，举目间山河清明，一路前行，天高地阔、斑斓多色，成熟的果实饱满昂扬、香飘四溢。时光知味、岁月留香，成长中经历的每一次博弈和磨砺，凝练成秋天的深情、秋天的收获。

　　征途漫漫，一路高歌；仰望星空，踌躇满志。2020年，医院"十三五"规划胜利完成、圆满收官；2021年，医院"十四五"规划蓝图铺就、开局起航；2022年，我们迎来建院110周年，也迎来党的二十大胜利召开。大江流日夜、慷慨歌未央，此时此刻，在两个一百年的历史交汇点，我们正处在医院发展历程中最好的时期。坚持以人为本、坚持实事求是、坚持科学发展，患者满意、职工称心、事业发展已成为医院工作成功的"金标准"。在公开、公平、公正、阳光的治院理念下，医院有温度、负责任、敢担当，发展日新月异。2023年8月，医院党委副书记、院长郭磊同志到任；2024年3月，专职副书记徐宏伟、纪委书记张红霞到任。新一届院党委正式成立。

郭磊院长在到任前已做了20余年的医院院长，有着丰富的医院管理与实战经验。在引领医院发展的道路上，郭院长步履稳健，阔步前行。

郭院长认为，实现高质量发展是"十四五"时期的核心主题和目标，也可以说是建设现代化医院的核心主题和目标，从一定意义上讲，公立医院建成现代化医院与实现高质量发展是一脉相承的。郭院长在经过深入细致的调查研究之后，针对医院发展状况，围绕以公立医院高质量发展、国家三级公立医院绩效考核、三级甲等医院评审、DRG（疾病诊断相关分组）评价等体系标准为核心目标，在构建医院高质量发展新体系、引领医院高质量发展新趋势、提升医院高质量发展新效能、建设医院高质量发展新文化等方面实施了卓有成效的创新举措。

深度做好院区科学定位，深化一院多区协同发展；强化重点学科建设，打造高水平区域医疗中心；推进紧密型城市医疗集团建设，强化优质医疗资源下沉；推动医教研协同，精进科研创新和新技术转化能力；落实国家医改重点任务，促进医院科学长效发展；强化患者需求导向，提升群众就医体验；重视医学人才培养，培育仁心仁术的医学菁英；践行核心价值观彰显社会担当，打造有温度的人文医院；推进智慧医院建设，数字化赋能医院新质生产力；完善内部控制制度，提高医院抗风险能力；深化法治医院建设，护航医院健康可持续发展……一系列精准的建院措施，打造了技术先进、服务优质、文化引领、管理高效的医院管理体系，推动了医院各项工作再上新台阶，为全面建成现代化公立医院夯实了坚定基础。

2024年7月，郑州人民医院迎来了三级医院等级评审复审。新一轮三级医院评审是新时期医院整体水平和综合实力发展的全面评价与考核。医学专家评审组从医院管理、医疗质量保障、护理质量保障、感染防控管理、重点部门管理、医技质量保障等6个方面对医院进行了一次全面检验，医院以高于90%的合格率顺利通过了"三级甲等"医院复审。

2024年7月23日，院长郭磊被任命为郑州人民医院党委书记、院长，领航郑医勇立潮头、持续前行。

一代人有一代人的"长征"、一代人有一代人的担当，新征程是充满光荣和梦想的远征。站在新起点，展望新未来，郭院长坚定地说："对于医疗健康行业，就是要担负起医务工作者神圣使命，坚持'生命至上、人民至上'，增强为民情怀，做人民群众生命健康的守护者。"百年郑医，用初心渲染了满园花开，用使命盎然了杏林春暖，用行动和担当传递了医者仁心的力量，让人民群众感受到了生命的温暖和希望。

大道如青天，不废江河万古流。在一个世纪的风雨历程中，郑州人民医院恪守仁心仁术，坚守为民初心。如今，郑州人民医院在新时代健康中国建设中起而行之、笃行进取，在新时期医院高质量发展征途中乘风破浪、发奋图强，担负起新征程医院发展的历史使命。

站在两个百年交汇的跑道上，拥有百年荣光的郑医又迎来了崭新的起点。一院多区，动力强劲，四翼齐飞，乘着落实国家公立医院高质量发展的东风，百年郑医必将青春焕发，成为推进健康中原、健康中国建设路上昂扬奋进的追梦人！

未来的征程，郑州人民医院豪情满怀、信心百倍！

山再高，只要一直往上爬

必能登顶

路再长，只要一直走下去

定能到达

仰望星空，脚踏实地

前行的征程绚烂璀璨

今 日 郑 医

  郑州人民医院这所拥有110年悠久历史的百年老院，始终以社会重任、优质服务品牌著称。医院完成了集团化发展的"一院"多点布局：郑州人民医院总部在高质量发展轨道上笃定前行；郑州人民医院郑东院区如健康的幼儿般茁壮成长；郑州人民医院南部院区医疗指标稳定、结构优良、蒸蒸日上；郑州人民医院北院区风华初绽，意气风发，梦想的光芒正在一步步映进现实……

郑州人民医院总部

  郑州人民医院总部包括黄河路院区、文化路院区和科研教学中心，技术实力雄厚。拥有60余个临床医技科室，是一家同时拥有心脏、肝脏、肾脏、小肠、胰腺移植资质的医院，是河南省国家区域医疗中心器官移植医疗中心建设主体单位之一；

消化、呼吸等内科专业集群规模扩大，外科亚专业逐步细化；卒中、胸痛、创伤中心全年接诊急诊患者万余例，综合疾病诊断和治疗水平日益提升。作为河南中医药大学人民医院、河南中医药大学第五临床医学院，总部院区承担河南中医药大学、南方医科大学、郑州大学、新乡医学院等高校的教学任务，是国家住院医师规范化培训基地，是医疗集团的人才孵化器。

总部的文化路院区承担着临床、教学的双重任务，它既是院区也是校区，既治病救人，又教书育人。文化路院区是医院一院多区集团化发展的重要战略规划，扩容改建了器官移植中心、整形美容中心，探索建设了中医院、口腔医院等多个院中院，持续打造特色诊疗，提供高质量卫生健康服务。同时，文化路院区又为河南中医药大学第五临床医学院，重点承担临床医学专业、预防医学专业的临床教学工作，肩负河南中医药大学、南方医科大学、郑州大学、新乡医学院等高校的教学任务，实现了高等医学教育一本专业之学士、硕士、博士学位的全覆盖，成功开启了向学院型医院转型发展的新篇章。

郑州人民医院郑东院区

郑州人民医院郑东院区坐落在郑州东站双子塔附近，是医院在郑州东站的形象窗口，院区围绕"精品"两字发力，按照"大综合、强专科"的理念，着力打造"专科齐全、重点突出"，有温度的精品现代化医院。走进郑东院区，映入眼帘的是整洁的环境、肃静的氛围；赏心悦目的是充足的阳光、清新的绿植；暖心暖怀的是礼貌的问候、亲切的笑容……顺着楼层往上走，可看到明亮的橘色装饰与紫色舒适牙椅撞色搭配的口腔颌面外科，以暖色系为主、每一间独具温馨风格的家庭化产房，亚黄色墙面与金属饰品的和谐融合的医美中心……这一切，颠覆了人们对于传统医院的认

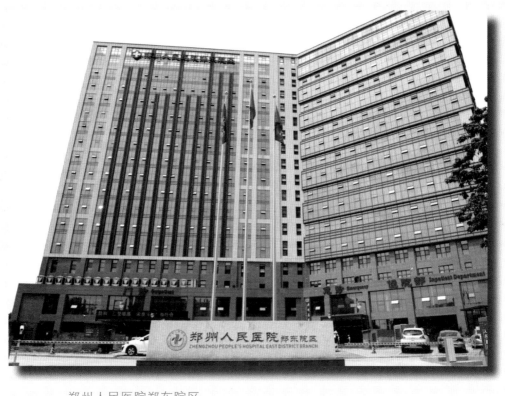

郑州人民医院郑东院区

知。郑东院区是医院医疗集团发展过程中的重要里程碑，是医院总部在管理和学科建设上的延伸，是医院精心打造的精品窗口。郑东院区设置28个临床医技专业，形成了以家庭产房、医学美容中心、健康医学中心为特色的学科体系，建立了以胸痛中心、卒中中心、创伤中心、腹痛中心为依托的急诊重症快速反应救治体系。

郑州人民医院南部院区

郑州人民医院南部院区前身是郑州市第十人民医院。2020年1月16日，郑州人民医院整体融并该院。努力打造与医院总部专业和学科互补的"强专科、大综合"的南部院区，使郑州南部居民享受到同质化的医疗优质服务。融并后的南部院区，医院总部专家每天来这里坐诊、查房、手术，周末、节假日也不例外；与医院总部实行一体化管理、同质化服务、联勤化保障、精准化技术，在最大程度上解决了南

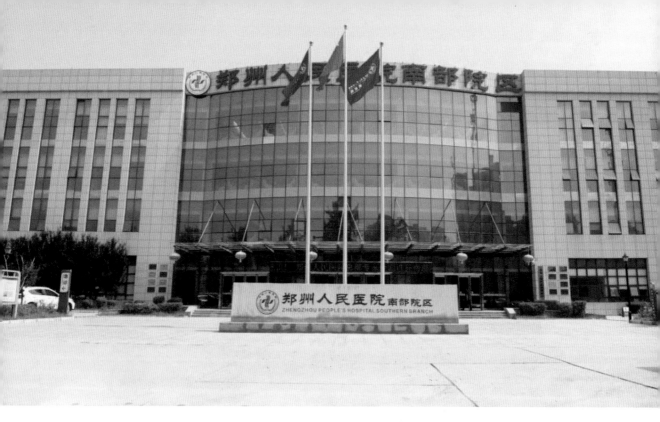

郑州人民医院南部院区

区人民"跨区就医"的难题；门诊就诊打破内、外科界限，实行分系统的多学科诊疗模式，对疑难杂症提供全方位、多学科综合诊治，使患者来院一次就能把健康问题化解；积极探索践行"共享病房"理念，通过"全院一张床"的管理模式，对全院床位进行动态化管理，资源共享，最大限度满足患者的需求。现在，南部院区破茧成蝶，各项医疗数据节节攀升，胆石症科、康复科、中医皮肤科等特色专科建立并迅速成长。

郑州人民医院北院区

郑州人民医院北院区是郑州市市级医院和河南省工信厅的第一次医疗合作，是医疗改革的一种新探索，是扩大优质资源布局的一条新路径，也是提升群众看病就医获得感的一件大好事。为了精准定位，实现同步同质化发展，按照三甲医院标准建设，遵循集团化发展理念，重点打造老年医学、康复、职业病诊断和防治、高压氧治疗四大特色中心，建设标准对标国内先进医院。老年医学和康复医学的发展与探索，对郑医学科体系建设是一种完善，使医院专业发展更加健全，同时也符合郑州市老龄化医疗事业发展的需求。此举顺应了国家医疗服务体系建设趋势，助力医养结合政策落地，是医院近年来一直在探索的"全人全过程全生命周期"健康服务模式的全新实践。

今日郑医，以集团化建设为核心，以人文、创新、精益、协同、共享为发展理念，秉持"严实勤和、仁爱敬廉、荣责自远、知行合一"的核心价值观，努力实现"创

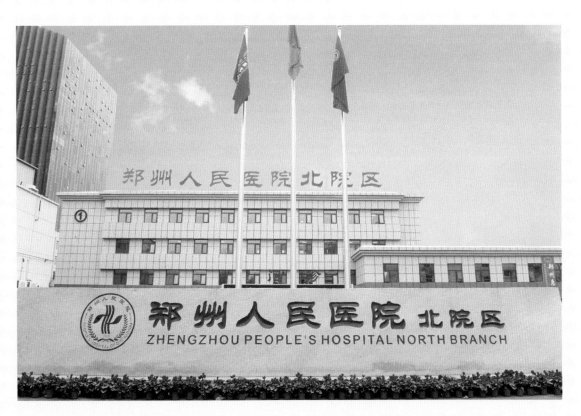

郑州人民医院北院区

建现代医院管理典范、打造健康服务系统标杆"的愿景，在改革中求突破、在创新中求超越，辛勤耕耘、努力开拓，用行动诠释担当，用发展赢得尊重。

今日郑医，专科分类齐全，多学科协同机制健全，"医防康""医教研"并融发展，以"健康中国"为己任，落实国家医疗改革政策，为群众提供全方位、多样化的健康服务，提升全民健康素养，护佑生命幸福安康。

这是奋斗的年华，这是砥砺前行的岁月。展望未来，郑医充满激情和期待。新时代的号角已经吹响，郑医人信心百倍。郑医人是郑医发展的奋斗者和建设者，以永不懈怠的精神状态踏上新的征程，以勇往直前的奋斗姿态成就新的荣光，用奋斗和拼搏成就心中的人生梦想，实现美好的郑医梦想！

祝福郑医，前程似锦、美好可期！

岁月如行云如流水

风清月梢，潇潇竹轩

三千繁华

不道沧桑

往事如歌

有你有我……

情深郑医

惯看秋月春风，再听心声曲度……

烟火辗转了流年，宛如一个世纪的翩跹，在岁月的信笺之上，眷恋成一袭袭的往事深情……

一代代郑医人走过岁月的千山万水，他们对郑医的深情在雨里萌芽，在风里成长，坚毅地屹立于岁月的枝头，鲜绿葱茏、枝繁叶茂。

左手倒影，右手年华，追寻岁月的流年，驻足光阴的沉香，在一次次魂系梦绕的记忆里，回首那些铭刻心扉的曾经，回顾那些相伴的时光中流淌的你、我、他的影子，重拾奋斗的年华，重温那些散落在生命里幸福的点点滴滴……此时此刻，感动与温暖在心中充盈交融、醇香浓厚……时光不老，情谊永存；时光不老，我们永伴……

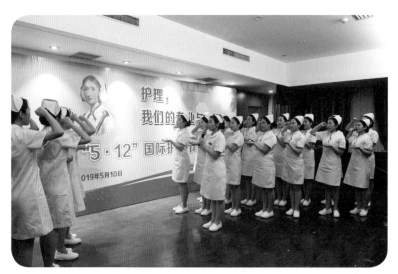

2019年护士节护士们集体宣誓

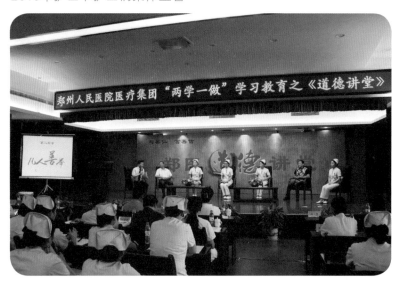

道德讲堂

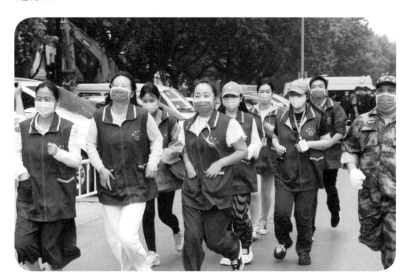

防汛应急演练中奔跑的医院志愿者

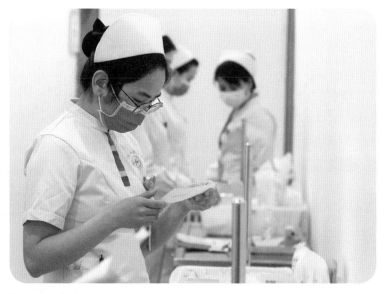

护理技能操作竞赛现场

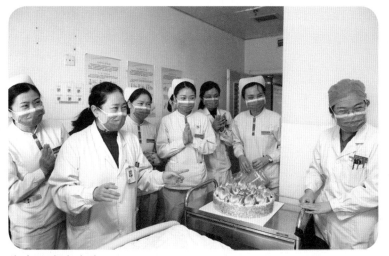

为病区患者庆生

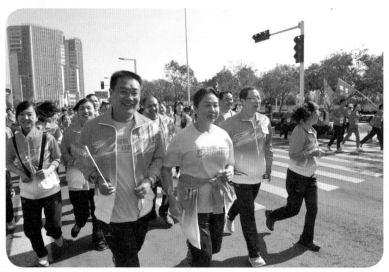

千名郑医职工参加郑开国际马拉松比赛

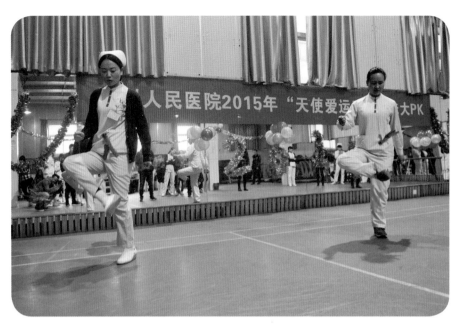

2015年"天使爱运动"趣味运动会现场

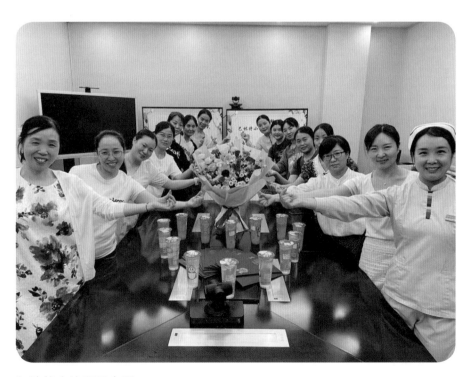

门诊护士培训后合影

流年像缕缕尘陌流离的光影
岁月似曲曲悠远低吟的浅歌
驻足百年旅程的渡口回望
那些铭心的过往
成长的青涩
历遍的风雨情愁
途经的明媚忧伤
缱绻了世纪的溢彩流光

世纪之行　流光之念

　　岁月的印迹，尘封在浓缩于时光的相册。翻开一张张记载时光的照片，拂拭流年的岁月记忆……

　　一部电影可以湿润我们的眼睛，一首歌曲可以温暖我们的心灵，一张照片可以唤醒我们悠长而深沉的回忆。感谢这些记载往事的照片，在阡陌纵横的一个世纪里，将曾经的峥嵘岁月、曾经的花开花落、曾经的砥砺前行、你我他的光影，凝结于一个个镜头，让那一个个珍贵的瞬间，重现了过往、重展了光鲜。

　　镌刻着世纪光阴的照片，承载着曲折而又光荣的历史，每一帧照片、每一处场景、每一个画面，时光缱绻，意义深远……

感谢这些照片，让我们铭记历史，感知担当；感谢这些照片，让我们能够回望走过的征程，怀着感恩和奋进的心，薪火代传，追寻梦想的召唤，走上发展的征途，开拓幸福的明天！

更多视觉菁华，请扫码观看

附 录

随记一：

2016 年 8 月 19 日，全国卫生与健康大会明确提出，要把人民健康放在优先发展的战略地位，努力全方位、全周期保障人民健康，以此为标志设立"中国医师节"，体现了党和国家对卫生健康工作的高度重视，对广大医务人员工作业绩的充分肯定。

2018 年 8 月 19 日，全国 1 100 余万医务工作者首次迎来了属于自己的节日——中国医师节。中国医师节的设立，激励了全国医务工作者大力弘扬"敬佑生命、救死扶伤、甘于奉献、大爱无疆"的崇高精神，进一步推动了全社会形成尊医重卫的良好氛围，加快推进了健康中国战略的深入实施。

医者仁心，点燃患者的生命光彩
——致敬首届"中国医师节"

捧一束晨曦

想把你的疲倦洗去

为了生命的相托

健康的期许

你奔波于门诊、病房

忙碌在诊疗间、手术室

从青丝到白发

无暇看庭前花开花落

平日里

你履职尽责护佑健康

危难时

铁肩担道义慷慨逆行

铭记《希波克拉底誓言》

信守《日内瓦宣言》

《中国医师宣言》回荡在耳边

你白衣戎装

将责任和担当铭刻心底

你从《黄帝内经》中走来

从《唐本草》里走来

从《伤寒杂病论》中走来

你是尝草的神农的后裔

扁鹊、华佗、李时珍、张仲景

"二十四史"书写着你古老的传奇

从弗莱明到屠呦呦

头顶是白求恩的精神

脚下是南丁格尔的足迹

治疗时

你怀着父母一般的心情

护理时

你带着姐妹一样的情谊

人生的第一声宣言

你用双手托起

生命的最后驿站

你以爱心承载

多少个不眠之夜

无数个璀璨晨曦

渴求生命、渴望健康的呼吁

让你把芳华无悔地奉献给岗位

护士站前的灯光

是你不眠的双眼

病人舒展的笑颜

是你不变的心愿

你很平凡

就像脚下广袤的土地

你很骄傲

就似黄山顶上挺拔的青松

无论贫富耆幼

生命的征程你一路守候

流淌的时光里

盛满了你辛勤的汗滴

奋斗的岁月在披星戴月中记忆

你是守护生命顺境的风

逆境的帆

和阳光进行着深情的对白

你是人间的天使

生命的卫士

驱走凄雨阴霾

带来疫散春还

你以大爱的情怀

书写橘井泉香、杏林春暖

你用爱心、知识、智慧和勇气

让枯萎的花朵

重绽笑颜

从芳华、而立

到不惑、知天命

坚守"医乃仁术"的真谛

践行"医者仁心"的诺言

你用笃定的初心信念

诠释使命的庄严

守卫生命的蓝天

点燃生命的光彩

（作者：杨卫红）

随记二：

"当悲伤和绝望无声蔓延，是你们将阴霾驱散，将阳光召唤；当病魔和死神危害人间，是你们将人生点亮，将人心温暖"——这是一位患者献给医务人员的美好诗句，表达了患者对医务人员的由衷敬意，同时也是亿万人民对医师这个崇高职业的敬佩和礼赞。

因为我是一名白衣战士

四月的花红

十月的霜染

人生的四季

我们步履匆匆

无暇赏小桥流水的悠闲

专注于无影灯下刀尖上的飞舞

因为我是一名白衣战士

365个夜以继日

我们与时间赛跑

和病魔抗争

长廊里有我们忙碌的身影

病床前有我们深情的诊治

婴儿的第一声啼哭

生命的最后祈福

人生的航帆我们一路守护

因为我是一名白衣战士

踏着晨曦，伴着晚霞

在阳光中，在风雨里

痛苦的挣扎中我们伸出援手

绝望的眼神里我们温情坚守

针头注入了信念

温度刻上了希望

我们把药液变成洁白的浪花

温暖荡漾在病人焦虑的心房

因为我是一名白衣战士

我们是乖巧伶俐的儿女

我们是慈爱包容的母亲

是坚毅伟岸的父亲

阴霾凄雨来临

洪涝疫情肆虐

我们白衣铠甲

舍小家顾大家

以生命赴使命

扶危度厄义无反顾

因为我是一名白衣战士

寒来暑往的四季

我们穿梭于诊疗间、手术室

口中叮嘱的是病情、医嘱

心里牵挂的是转归、患者

岗位上是耕耘的足迹

办公室有潜心钻研的疾类病例

无影灯下

指尖飞舞

神情坚毅目光炯炯

因为我是一名白衣战士

岁月荏苒仁心不变

举起右手铿锵誓言

为天地立心

为生民立命

《中国医师宣言》回荡耳边

献爱心、扶伤痛，励精图治

抗危机、攻难关，义不容辞

遵医德、守初心，使命担当

无数次节假日温馨的时光

我们把亲情与爱心留在了病房

因为我是一名白衣战士

爱在左，职责在右

随时开花，随时播种

期待着雨后

缤纷的彩虹

期盼着病愈

幸福的笑容

我们是冰心先生描述的天使

是巴金先生笔下撒播光明的勇敢战士

我们承载着沉甸甸的重托

践行着救死扶伤的信仰

人民至上，生命至上

因为我是一名光荣的白衣战士！

（作者：杨卫红）

追溯郑州人民医院的百年流光